カンペキ・カンファ

実患者の正確な情報と
綿密な分析こそ
症例検討の心髄！

著　栗本秀彦

株式会社　新興医学出版社

Case-Study Discussions at Clinical Conferences :
Importance of "Comprehensive Problem-Based System"
(a new refined system) in Physician Education and Patient Care

ⓒ First edition, 2014 published by
SHINKOH IGAKU SHUPPAN CO., LTD., TOKYO.
Printed & bound in Japan

序 〜カンファレンスの意義〜

　日常の定例カンファは当然ながら「この患者」診療に寄与することに意味があります．考察はかならず言語をもって順序だてて述べ，実行プランを作成します．カンファで医学的検討をすみやかに始めるためには，呈示は資料・考察・プランが正しい枠組みに整理されていなければなりません．だれしも最初はあいまいな整理（といえない）しかできなくても，日常的に規則正しくカルテを書くように促せば，医学的に誤っているか正しいかということではなく，正しい枠組みで資料・考察・プランを整理できるようになります．

　教育カンファは実診療のさなかから一歩下がったものです．それでも一般論の知識披露や文献紹介，疾患解説ではない「この患者」の検討カンファです．

　実症例教育カンファは1例に2時間ちかくかかります．画像や心電図は実物を読影してもらいます．実際に問診診察に行きますと，呈示された病歴とまるで違う症状の有様や身体所見が見られることも少なくありません．また時には検査室へ下りていって末血骨髄スメアや病理組織標本を一緒に検鏡します．

　カンファは主導者や参加者の知識の誇示であってはなりません．あくまで日常診療のために，患者の事態を原理的に理解して，治療の合理的計画を立てる道程でなければなりません．そうであってこそ同時に臨床医の研鑽に供するものとなり得ます．日常カンファでは1例に2時間もかけようはない．新入院は基礎資料からはじまって時間もかかるが他は経過呈示と検討で簡単におわります．最初に徹底的な検討を済ませているので議論の焦点がはっきりしているからです．その時でも必ずプロブレムリストを述べたうえで，その時点での主要プロブレムについての報告検討をします．はじめにプロブレムを掲げることによって話の焦点が定まるのです．主要以外のプロブレムは省くことも出来ます．

　検査や治療の作業をするだけならともかくとして，少なくとも医師として患者診療するにふさわしい能力を養う努力のありさまとして，教育カンファの実際の呈示（毎回印刷して用意させている）と検討を敢えてここに掲載しました．個々の知識についてではなく，混沌とした実診療の中で思考の論理性と明晰性を求めるサンプルとして，豊かな医学診療を志す指導医や訓練医の方々にご覧いただければ幸甚です．

　　2013年　仲秋

　　　　　　　　　　　　　　　　　　　　　　　　　　　　　　　　　栗本秀彦

目次

第1章 総合プロブレム方式　案内

1. 総合プロブレム方式とは ……………………………………… 2
2. 臨床の特性 ……………………………………………………… 2
3. 総合プロブレム方式の特徴 …………………………………… 2

第2章 カンファレンスの規則

Section01　現行教育カンファレンスの形式 ……………………… 6
Section02　カンファレンスでしばしば問題となる事柄 ………… 7
1. 基礎資料の質 …………………………………………………… 7
2. 思考枠組みの規則違反 ………………………………………… 8

目次

第3章	基礎資料　整理と呈示
第4章	プロブレムリスト　検討と結論

　　　　　　　　　　　　　　　　　　　　　　　　　第3章　第4章

【難易度　高尾山】

Case01	84歳女性	外来症例	10	68
Case02	83歳男性	入院症例	13	71
Case03	77歳女性	入院症例	16	74
Case04	102歳女性	入院症例	20	78
Case05	83歳女性	入院症例	24	82

【難易度　富士山】

Case06	19歳男性	入院症例	29	85
Case07	81歳女性	外来症例	31	88
Case08	21歳男性	退院時症例	34	91
Case09	80歳男性	入院症例	36	94
Case10	58歳女性	入院症例	41	97

【難易度　エベレスト】

Case11	39歳女性	入院症例	48	101
Case12	67歳男性	入院症例	51	105
Case13	22歳女性	入院症例	58	108
Case14	69歳男性	CPC症例	62	113

索引 117

御負け種々

肝"機能" 28／プロブレム「不明熱」の熱源 その1 50／関節炎の terminology 66／赤血球の品質 76／好中球 81／腎不全 81／定義と診断基準 84／疾患の範疇 90／問診＝問うて診断すること 95／診察＝身体のマクロ検査 96／プロブレム「不明熱」の熱源 その2 96／腹痛の種類 104／悪寒戦慄 104／リンパ腺スタンプ標本 107／カルシウム沈着 107／記述接頭用語 111

［本書の特徴と使い方］

- 第3章と第4章について，担当医の発言・記述箇所には😊マーク，カンファレンス主導者の発言・記述箇所には🐢マークを入れました．ぱっと見分けがつくよう，両者のフォントの種類も変えてあります．

- 各症例の難易度は，登山の例で表しました．⛰高尾山（標高599 m）は「易」，🗻富士山（3776 m）は「中」，⛰エベレスト（8848 m）は「難」を示します．

- 第3章と第4章は同じ症例です．まず第3章で，各症例の「基礎資料」に対する質疑のようすを一気に紹介しました．カンファレンスの重要な段階ですので，自分もその場にいるつもりで「プロブレムリスト」を作成し，プロブレムごとに考察を書いてみてはいかがでしょう．そうすると次の第4章をいっそう楽しめるのではないでしょうか．第4章ではプロブレムリストを呈示し，プロブレムの検討を行っています．

- 症例ごとにすぐにプロブレムの検討のようすをごらんになりたい方は，第3章の各症例末ページの道標🚩に従い，第4章の当該ページへと進んでください．

- 書籍化にあたり，実際のカンファレンス資料の一部を省略するなど，若干の改変を加えて掲載しています．

第1章

総合プロブレム方式案内

1 総合プロブレム方式とは

　　総合プロブレム方式は，臨床診療の診療思考様式，言い換えれば，診療全体（初めから終わりまで）のカルテ形式です．
　　医学は自然科学の1分野である生物学のさらに1分野として位置づけられています．臨床診療は医学を個々の生物体に適用して生物体の保全を図る行為です．その行為の担い手の医師として，臨床診療の際立つ特性を承知していることが望まれます．

2 臨床の特性

　　科学の特性は普遍性・再現性にあります．科学実験はやり直しが可能で，成果は1枚の紙に書くことができます．いっぽう臨床の特性は，科学のそれと違い歴史性にあります．歴史とは2度とはない1回だけの出来事です．
　　人はすべて歴史的存在です．臨床行為は，生物学の普遍的な成果に基づく診療を，歴史的存在である患者に対して，"今という限られた時間の中，この場で行う，やり直しがきかない"，1回こっきりの歴史的行為です．科学と臨床の際立つ違いがここにあります．
　　このように異なる特性を有する行為者として，科学研究者のアイデンティティと臨床家のアイデンティティが綯い交ぜになるようなことはありません．現代は，1人において科学研究と臨床診療が同時に一流であることは到底あり得ない時代になりました．
　　自分の判断・行為が人の生活はいうに及ばず生死をも左右する一大事を，わずか20歳代の人間が毎日毎夜時間刻みで担っている職業は，臨床医のほかにはないことでしょう．

　　総合プロブレム方式は臨床家としての想念を背景にして40年ほど前に生まれました．

> 1．人の人生はその人のものである．
> 2．医師は後戻りできない歴史行為として科学に基づく診療をする．
> 3．自分は患者の全体に責任を負う主治医である．主治医として全医師を代表している．

3 総合プロブレム方式の特徴

　　総合プロブレム方式は"基礎資料"と"プロブレムリスト"という2大基本概念を柱にしています．基礎資料は，患者の病気がまだわからない時点で患者について収集した医学的情報のすべてです．過去から現在までの資料情報である「病歴」と「過去の資料」，および現時点の観察情報である「身体所見」と「ルーチン検査所見」の4項から構成されています．
　　基礎資料として，ある病気の事だけで済まそうとはせずに，病歴でも過去の資料でも患者に

関する一切合財を集めます．身体所見ももちろん全身系統的に所見をとります．現実には一挙に揃えられないことがありますが，原則はすべていっぺんにです．過去の資料は時に膨大ですが，ある疾患部分だけに捉われず全部を丹念にしらべて検討すると，改めて検査するまでもなくそこに解答があることも稀ではありません．ルーチン検査も必要不可欠な検査に限ります．あったほうがよいという曖昧さで無用なルーチンが増えることは忌避します．

　ここからは少し概念的な説明になります．
　この基礎資料情報の中から病気を抽出します．まず考えることは，病気はいくつあるのか，です．資料の中の情報を一つの病気としてまとまるように選び出して一つにまとめます．複数病気があれば病気の数だけまとまりができます．つまりまとまりのひとつひとつが一つの病気です．
　次いで，そのまとまりに名を与えます．いきなり古典的な疾患名を名づけられれば言うことはありませんが，現実はそう簡単ではありません．初めは非特異的な症状所見とか症候の名で病気を呼ばねばならぬことがほとんどです．その名は，症状所見症候を使って呼ばれた病気の名，つまり病名であることに注意が必要です．小山が，窓の外に見えている小山ではなく人名であるのと同じです．こうして名づけた病気とその呼び名を総合プロブレム方式はプロブレムといいます．
　患者のプロブレムに発生順の番号をつけて登録した一覧表が「プロブレムリスト」です．発生順に書かれるので，患者のすべての病気を歴史的に俯瞰できます．今後の診療のフレームとしてプロブレムリストは常に診療の先頭に置かれます．
　L. L. Weed による POMR（N. Engl. J. Med., Vol. 278, 1968）やそれをコピーした本邦の POS のリストでは，症状所見がときどきの症状所見として雑駁に登録され，また病気ではない患者の社会状況も登録されています．登録の順番も特に規則は設けられていないようで発生順では前後したりしています．いわばキーワードリストや覚え書きリストのように見えます．そういったキーワードを念頭しながら一つずつ分析解釈して患者の病気を結論しなければなりません．結論がなければ無意味です．
　形式は，用語の定義と書き方の規則を定めてなければなりません．総合プロブレム方式のプロブレムリストは患者の病気のリストであると定めた点においても，POMR や POS と著しい違いがあります．こうした形式の厳格性がなければ，複雑に錯綜するダイナミックな事態である患者の全体に分け入って，解きほぐし整理して系統的に論理的に筋道立てて理解して，揺るがない結論に到達することはできません．この位置から見ると POMR や POS のリストは総合プロブレム方式が要請する結論への道中にある私的なメモ書きということもできます．
　プロブレムは一つの病気です．さすればその病気の過去のありさま，現在の症状や所見を述べることができます．プロブレムリストを作成した直後にすることは，基礎資料の中からプロブレムごとにその病気の情報を抜粋して整理することです．ここで基礎資料の情報は 4 大事項の「病歴・過去の資料」・「身体所見・検査所見」から，プロブレムごとの「過去から現在までのありさま」と「現在の観察所見」に組み換えられます．実はこの組み換えた情報を考察してプロブレムを命名したわけですが，頭の中にあった組み換えを改めて明示するのです．そして考察をさらに深く進めます．すると，間違いなく言えるという結論とこの先は推測だという境

目も鮮明に見えてきます．推測は事実ではありません．事実として認知するために診断計画を立てて実行します．その結果でプロブレムの名は深化してより特異的な名，ひいては疾患の名にまで進むのです．診断作業とは，名無しから出発して非特異的一般的な名を経て特異的な名を求めて行く作業に他なりません．個々のプロブレム相互の関係も考察されて全体は複数の病気の複合体として構造化され，プロブレムリストに表記されます．

　この道中，全体の中で調和を保ちつつ個々のプロブレムの治療がなされるのです．

　これが総合プロブレム方式のあらましです．思考内容は診療全体のカルテ形式として記載できるのですから，日々の診療に形式を満たすように記載することを要請されると，自然に思考は形式が要請するような合理的なものになります．曖昧な形式は，そういった思考と行為を奨励しています．合理的な形式は思考も行為も合理的であることをひとりでに教育するのです．それが形式の力です．

　形式のあらましを簡単に図示しておきます．

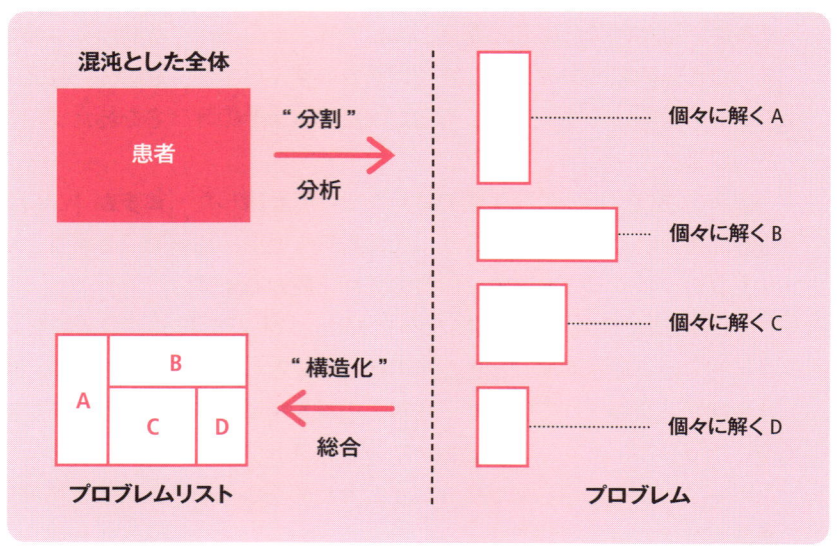

詳しくは下記文献をご覧ください（4以外は栗本著）．
1．正しい診療への合理的アプローチ―総合プロブレム方式のすすめ，文光堂，1995
2．総合プロブレム方式―新時代の臨床医のための合理的診療形式，プリメド社，2007
3．カルテ形式 "総合プロブレム方式"．内科専門医会誌 18（2）: 271-278，2006. 5
4．カルテはこう書け！一目からウロコ「総合プロブレム方式」，新興医学出版社，2013
5．臨床診療における思想と形式．http://naikagaku.na.coocan.jp/Int.Int.MedPDF/H001.pdf
　　総合プロブレム方式におけるプロブレム．http://naikagaku.na.coocan.jp/Int.Int.MedPDF/H004.pdf
　　「カルテ形式の品質」正しい書き方．http://naikagaku.na.coocan.jp/Int.Int.MedPDF/H003.pdf

第2章

カンファレンスの規則

Section 01　現行教育カンファレンスの形式

- 「基礎資料」「プロブレムリスト」「プロブレムごとの記述」が書いてある担当医の呈示資料を印刷して配布する.
- 画像・心電図は供覧する.

😐 1　担当医

① **基礎資料を読み上げる.**
- 読み上げることが肝要. 書かれていないことを口頭で曖昧に付け足さない. それでは検討の土台があやふやになる.

③* **プロブレムリストを読み上げる.**

④ **プロブレムごとに基礎資料の情報を区分けした記述と考察を読み上げる.**
- 読み上げる. 口先で済まさない. きちんと言えることは書くことができる. 書かれていないことは検討の材料にしない.

⑤ **方針・計画（診断・治療・説明説得）を言う.**
- 計画はひとこと. 書かれてあるとおりに言う. 計画の説明は不要である.

🥷 2　カンファレンス主導者（ほか出席者）

②* **基礎資料に対して質疑する.**
- 基礎資料について呈示された枠の中で質疑する. 病歴枠の呈示に検査所見を尋ねたりはしない.

⑥ **担当医のプロブレム区分け・考察を建設的に批判あるいは同意する.**

⑦ **自らのプロブレムリストを示して, プロブレムごとに考察を述べる.**
- あくまで「この患者」の検討考察に終始する. カンファを知識披露宴にしない.
- 疾患の一般解説をするとしても, あとで勉強する案内になる程度の簡単な説明にとどめる.
- 担当医が知識不足あるいは曖昧である時には, 自ら勉強してくるように然るべき課題を与える.

⑧ **方針・計画を検討する.**

😐 3　担当医

⑨行った計画の結果とその後の経過をプロブレムごとに述べて展開する．

👁 4　カンファレンス主導者

⑩計画の結果を⑦の考察に基づいて分析し解釈する．

（＊カンファは丸数字の番号順に進行する）

Section 02　カンファレンスでしばしば問題となる事柄

1　基礎資料の質

1）病　　　歴：問診のレベルが低いと患者家族の単なる聞き写しになります．それでは，日常に起こった出来事の情報として医学的分析に堪えられる資料になりません．初心者はそれもやむを得ない．まとまった知識と人間日常の生活様態に実感がないうちは優れた病歴は作成できないものです．

2）身体所見：所見の正しい取り方を習得していないと，正しい所見を得ることは当然できません．これまでに杜撰な所見しか目にしたことがなく，また照合すべき正しい所見も与えられてこなかったら，杜撰とも曖昧とも思わずにそれを当り前と思ってしまうでしょう．間違った所見をそうとも気づいてなければ，議論は誤った方向へ進んでしまいます．
元になった所見の誤りが実診療において正されていないとカンファレンス自体がただのイベントに堕落します．

3）過去の資料：資料の整理に理解力が如実に表れます．考古学博物館の物品陳列は過去の推移を明らかにします．何をどのように陳列するか．発掘品の中から選び取って，然るべき理解を導くように展示せねばなりません．すべての発掘品をただ雑然と並べては（すなわちコピーペースト），整理呈示した，とはいえない．それでは考えの焦点も定まりません．
そのような力はいきなりは養われない．一人ひとりの患者に対して，形式を踏み外さずに継続していると実力という力が身についてきます．

4）検査所見：ルーチンが厳格に定められていないと，特殊検査との境界が曖昧になりルーチンが無用に拡大します．そのルーチンの分析解釈も浅く曖昧で深い理解を伴っていないと焦点を定めることができずに無用な検査の山積みが起こります．

その上に山積み検査資料の解釈読影も貧弱なままでは，結局，いっさいが曖昧で堅固な結論が得られません．

2　思考枠組みの規則違反

1）病歴と過去の資料は出処も意味も違います．病歴に過去の資料を混入させてはいけませんが，この混入が多い．意味が違うことが了解できると混入はやむようです．

2）プロブレムリストは基礎資料に基づいて作成します．プロブレム（病気）を見つける材料は基礎資料しかないはずなのに，基礎資料になかった情報がどこからか新たに混入してきたりするのです．後になされた特殊検査であったり，呈示されていない病歴や過去の資料の情報であったりです．プロブレムリスト作成時のプロブレムの考察は，基礎資料から抜粋したそのプロブレムの病歴と所見のみに根拠を持たねばなりません．

3）どこまでが確かに言えることか，どこから先が推測か，を根拠を持って明晰に言わねばなりません．漫然と規則違反を続けるとその思考の回路はついに養われず，実際の診療も曖昧で表面的になり，意味を理解しようともせずにガイドラインのワンパターンのマニュアル診療に終始するようになってしまいます．

　総じて常に問題となるのは，医学的検討の前に思考の方法です．枠組みを外れたり，範疇が違うものを同じところに並べたり，質問にぴったり答えを合わせられない，などです．

　呈示された資料を見れば，整理の仕方と考えの道筋から呈示者の思考の仕方がわかります．呈示者は使用した用語の曖昧さや自分の混乱に気づいていないのが普通ですから，それを丁寧に指摘することからカンファレンスは始まります．

　ひとたび議論が噛み合う，すなわち質疑の範疇が揃い，使用用語が共通理解のものとなると，医学的検討は前へ前へと進みます．知的な刺激や興奮を伴って，自己研鑽をいとわずにその道を歩むことになるようです．指導する側にも訓練される側にも曖昧を許容しない精神がなににもまして必要なのでしょう．

第3章

基礎資料 整理と呈示

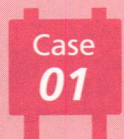

Case 01 84歳女性

外来症例

担当医	総合内科医
難易度	 高尾山　富士山　エベレスト

基礎資料1　病歴

【主訴】数日に1回高熱
【現病歴】（本人・別居の娘から聴取）
　夫・長男と同居．家族は健康．簡単な家事はできていた．
　以前から❶気管支喘息のためS内科に通院中．吸入と内服薬を併用．大きな発作❷は最近ない．足の甲の"湿疹"❸に対しリンデロン®軟膏を時に塗る．
　11月に入って数日に1回発熱．1日で下熱．悪寒・戦慄・咳・鼻水・頭痛・腹痛はない．便通は良好だった❹が，最近は数日に1回の排便．便の色・太さの異常はない．食べられるがおいしくない．
　11/18　S内科にて血液検査．CRP 5.2・白血球 5200 で原因はわからないと言われた．この日点滴．たぶん抗生物質．点滴後は体の調子がよい．
　11/24　再度同医院にて検査．半分くらいよくなっていると言われた．インフルエンザ薬を内服．相変わらず数日に1回高熱．❺体力が落ちてきたので，娘が心配し同居を勧めた．
　12/3　娘宅のトイレで床が濡れていてすべって転倒．意識消失なし．
　頭と手を打撲し夜間当院救急外来受診．緊急頭部単純XPとCTは異常ないと．
　12/4　午前脳神経外科受診ののち，内科受診を勧められて当科受診．S内科にて以前から胸に水は溜まっていると言われていた．
【既往歴】なし❻
【アレルギー歴】抗生物質で嘔吐（詳細不明）
【家族歴】特記することなし❼
【常用薬】セレスタミン®・セレベント®・フルタイド®エアー
【過去の資料】なし

カンファ主導者の発言

1 以前からとはいつからか？　契機は？　ステロイド吸入史は知らねばならない．（→担当医：10年ほど前からららしいです．吸入薬1日に2回使用．）

2 発作は喘鳴か？　咳き込みか？　日常の息切れは？（→尋ねてません．）

重要 3 患者が診断疾患名と気づかずにそれを口にすることがある．その場合は"湿疹"のようにカッコづけとするか，具体的な症状や所見に変える．

4 便通良好は判断．具体的に何日に何回？（→ただ良好とのみ聞きました．）

5 高熱とは？　患者は体温測定したのか？　他の症状は？（→38℃．他に症状ありません．）

6 幼少期喘息なし？（→尋ねてません．）

7 アトピーなし？（→尋ねてません．）

病歴からわかること

老年期発症の"気管支喘息"があってステロイド吸入常用中．無症状間欠性発熱疾患と喘息は直接の関係があるようには見えない．

基礎資料2　"外来ルーチン"身体所見

車椅子で診察室入室　小柄　活気はあり　疲れた様子で診察に非協力的⑧　ベッドへの移乗可能　右眼瞼と左手背に皮下出血斑
血圧 100/60　脈拍 78 整　体温 37.0℃　皮疹なし　リンパ節不触
甲状腺腫大・圧痛なし　頸静脈怒張なし　口腔内異常所見なし⑨
心音・呼吸音正常　ラ音なし　心雑音なし　摩擦音なし　腹部：平坦　腸音正常
肝脾腫なし　腫瘤不触　圧痛なし⑩
下腿浮腫なし　膝蓋腱反射正　項部硬直なし

の発言

⑧ この人の直近日常状態がわかる．身体的に活発だった高齢婦人が，思うに任せなくなって投げやりになっているのか？

⑨ 義歯は？　歯肉は？（→義歯あり，歯肉異常なしです．）

⑩ 診察に非協力だが所見は信頼できるか？　十分な腹部触診はできたか？　抵抗・腫瘤・圧痛はない，と言いきれるか？（注：CT）（→信頼できます．待ち時間が長かったので早く帰りたいと，診察には協力しました．）

"外来ルーチン"身体所見からわかること

何のヒントも得られない．

基礎資料3　来院時検査所見

【検尿】蛋白（−）　糖（−）　ウロビリノーゲン（−）　潜血（−）　ケトン体（−）
〈沈渣〉赤血球＜1 個　白血球＜1 個　扁平上皮＜1 個
【血沈】（1 時間）47 mm
【血算】WBC 8300/μL（St 6%, Sg 73, Mo 12, Ly 9）Hb 9.2 g/dL, MCV 80 fL, MCHC 32.4%, Plt 26.5 万/μL　スメア：好中球中毒顆粒なし・赤血球変形なし・大小不同なし・巨大血小板なし
【生化】TP 5.6 g/dL, Alb 2.5 g/dL, ALT 22 U/L, LDH 191 U/L, CK 13 U/L, ChE 124 U/L, ALP 236 U/L, T-Bil 0.8 mg/dL, BUN 20.4 mg/dL, Cre 0.88 mg/dL, Na 131 mEq/L, K 4.4 mEq/L, Cl 9 mEq/L, UA 4.7 mg/dL, CRP 6.32 mg/dL, CEA 1.2 ng/mL, CA19-9 7.0 U/mL, F-T$_4$ 1.52, TSH 1.8 μIU/mL, Fe 10 μg/dL, UIBC 226 μg/dL, フェリチン 414 ng/mL
【凝固】PT-INR 1.17, APTT 42.8, Fib 423 mg/dL
【胸部 XP】CTR 50%　肺野異常なし　右胸水少量　大動脈弓やや突出　縦隔拡大なし
【心電図】⑪ 洞性整脈 72/分　ST-T 異常なし
【胸腹部骨盤単純 CT 検査】⑫⑬⑭⑮ 右被包化した胸水・上行結腸〜横行結腸の全周性の壁肥厚と周囲脂肪織濃度の上昇・右腎嚢胞・十二指腸憩室・胸部大動脈壁石灰像あり

の発言

⑪ ルーチン計測の上でのコメントならばこれでもよい．軸偏位も肺性 P もないということ．

⑫ 横隔膜高さと形状は？（→第 10 肋骨背面高でドーム状です．）

⑬ 被包液の量は？　石灰像は？（→100 mL 程度で石灰像なしです．）

⑭ 肝脾腫は？（→ありません．）

⑮ 下行・S 状結腸にガス像は？（→便塊のみです．小腸にガスが見られます．）

来院時検査所見からわかること

1) 低 Alb・軽い小球性貧血・若年者と同じ数の血小板・その上に軽度の CRP 高値で，慢性のくすぶり炎症である．UIBC 高値ならず小球性赤血球は鉄の利用障害．血小板は reactive thrombocytosis の方向にある．血沈は，TP－Alb＝total Gl 3.1 なので γGl は軽度高値，もっぱら Fib 増量による．
2) 右半大腸壁に明らかな器質的異常徴候がある．

> プロブレムリスト
> P68 へ

Case 02 83歳男性

入院症例

☹ 担当医	初期研修医
難易度	高尾山 / 富士山 / エベレスト

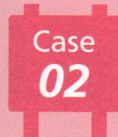

☹ 📝 基礎資料1　病歴

【主訴】発熱
【既往歴】6年前　出血性胃潰瘍（当院入院歴あり）
【現病歴】家族より聴取❶
　N消化器科で肝硬変，当院P科で肺気腫治療中．
　昨年10月21日頃より腰痛．❷寛解・増悪因子はなし．訴えは一定しなかった．
　11月3日朝より倦怠感，11時30分に37.9℃の発熱，12時30分頃には苦しさでじっとしていられなくなった．❸
　体温38.5℃．N消化器科受診時には症状は落ち着いていた❹が，同日当院救急外来紹介受診．
　胸部XP，腹部エコー，腹部CT，採血等行うも，発熱，腰痛の原因ははっきりせず，解熱鎮痛薬（カロナール®）処方❺の上帰宅．
　帰宅後アイスを2口食べる程度で水分は何とか摂取．カロナール®を20時頃に内服し，37℃台まで解熱するもすぐに上昇．ベッドの上で息苦しく身の置き所もないような感じで動き回り，❻何度もベッドからすべり落ちた．
　4日早朝39℃の発熱があり，トイレにも行けずベッド上で尿失禁．当院内科受診，同日入院．最近の抜歯，外傷はない．
❼
❽
【内服薬】クレストール®2.5 mg 1T/日，ウルソ®100 mg 6T/日，アシノン®150 mg 2T/日
【吸入薬】アドエア®250µg 1日2回1回1吸入，スピリーバ®18µg 1日1回
【アレルギー】なし
【生活歴】喫煙歴40〜50本/日（10代から70代），飲酒歴なし
【ADL】自立
❾

✨ カンファ主導者の発言

重要 ❶ 情報の出処は常にこのように明示すること．家族の誰かを知るといっそうよい．

❷ 腰痛はこれまでなし？（→☹担当医：ないです．）

❸ じっとしていられない苦しさとは具体的に何か？（→☹聞いてません．）

❹ 落ち着いた症状とは，倦怠？　発熱？　苦痛？（→☹具体的には聞いてません．でも救急外来受診後は独歩で帰宅してます．）

❺ カロナール®処方は聴取したことか？　経過記録からの抜粋か？（→☹記録から抜粋しました．）

❻ 息苦しいといいながら動き回ったのか？　ならば症状を間引いて考えないといけない．

❼ 日頃の生活の様子を簡単に現病歴に述べること．

❽ 既存症の肝硬変・肺気腫について程度・症状を家族の観察・知っていることを聴取し簡単に述べること．

❾ 職歴・家族構成同居者を記すこと．

病歴からわかること

1）肝硬変と肺気腫があるらしい．気管支拡張剤を常時吸入している．
2）昨日急性発熱疾患発症．感染症だろう．

基礎資料2　過去の資料

【当院過去カルテ・紹介状より】
・70歳頃より1日15回の頻尿．1回量はコップ2杯．排尿意図後すぐ排尿開始し，排尿時間は20秒程度．残尿感なし．
・出血性胃潰瘍：6年前2月当院入院．3月ピロリ菌除菌，以後 GIF 1回/年としてオメプラール®内服．4年前9月オメプラール®中止し通院終了．
・高 ALT 血症：6年前10月初めて指摘．以後持続．US で脂肪肝．2年前12月 CT で，肝辺縁凹凸，肝内部濃度は瀰漫性低下，脾腫．現在 N 消化器科にて F/U．
・高脂血症：5年前に指摘され以後スタチン内服加療中．
・慢性閉塞性肺疾患：4年前4月閉塞性障害［%VC 93.8%，FEV(1.0) 48.06%］．5月，抗コリン剤吸入開始．昨年8月胸部 CT で小葉中心性に透過性亢進巣が散在．ステロイド剤吸入開始．
・早期十二指腸癌：4年前6月の GIF にて発見，ポリペクトミーで完全切除．

⑩
【11月3日救急外来検査結果】
胸部 XP：明らかな浸潤影⑪なし，心拡大なし，CTR 51%⑫
腹部エコー⑬：肝辺縁不整，胆嚢壁肥厚なし，腎盂拡大なし
血液検査・尿沈渣⑭：変形赤血球＋

Dr.の発言

⑩ 肝生検はなされたか？（→されてません．）

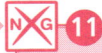
⑪ 浸潤影不可．**XP は形状所見**であって形状用語でしか所見は述べられない．斑・結節・顆粒・索・線・網状など，サイズ・内部・辺縁などの形状を記載する．

⑫ 横隔膜の高さは？（→右が第10肋骨胸椎付着部下縁，左が第11肋骨胸椎付着部下縁です．）

⑬ 肝臓のエコー輝度？　腎臓サイズの計測？（→救急記録未計測です．）

⑭ 何が調べられ何が正常値だったか？　WBC や CRP の正常値に意味がある．

過去の資料からわかること

1）慢性肝疾患がある（硬変肝があるようだ）．肺気腫はまちがいない．
2）慢性の排尿異常（頻尿）がある．
3）高脂血症で内服中．

基礎資料3　身体所見

【入院時現症】
身長 166 cm，体重 72 kg，血圧 113/59 mmHg，脈拍 111 回/分，体温 37.9℃，SpO₂ 94%（RA）
眼瞼結膜：貧血なし，充血なし，黄染なし
頸部リンパ節：腫脹・圧痛なし⑮
項部硬直なし，jolt accentuation なし
心音整，心雑音なし，肺音清，wheeze なし，crackles なし
腹部：正常範囲内の膨隆あり，圧痛なし，腸蠕動音正常⑯
⑰
▶次ページへ続く

Dr.の発言

⑮ 触知したのかしないのか？（→触知してません．）

⑯ 腸蠕動音は空腹，食後，安静，運動後など**自分を診察して正常の範囲を知る**こと．そして定量的に記述する（何秒に1回など）．

⑰ 肺肝境界？　肝脾触知？（→肝脾触知してません．）

背部：CVA 左陽性，脊柱叩打痛陰性
直腸診：前立腺腫大軽度あり，⑱ 圧痛なし
手指：皮下結節なし，皮疹なし
下肢：浮腫なし，右股関節外側に圧痛あり，股関節屈曲外転時に疼痛あり ⑲

⑱ 前立腺サイズを指で計測する．

⑲ Patrick sign は？ 腫脹熱感は？（→😐熱感腫脹なし．Patrick 陰性です．）

💡 身体所見からわかること

1) 急性発熱疾患に直接かかわる所見はない．
2) 既存の疾患から考えると，呼吸器・尿路に易感染性がある．

😐 📄 基礎資料4　検査成績

【血液検査】⑳ (11/3)
WBC 22190（St 15%, Sg 72%, Eo 0%, Ba 0%, Ly 9%, Mo 4%）/μL，㉑ RBC 380 万/μL, Hb 12.6 g/dL, MCV 93 fL, Plt 8.0 万/μL, PTINR 1.41, APTT 36s, Fib 494 mg/dL, FDP 13μg/mL, TP 7.1 g/dL, Tb 2.1 mg/dL, AST 98 IU/L, ALT 37 IU/L, LDH 265 IU/L, ALP 284 IU/L, γGTP 64 IU/L, BUN 33.9 mg/dL, Cre 1.31 mg/dL, Na 134.3 mEq/L, K 3.7 mEq/L, Cl 104.7 mEq/L, BS 132 mg/dL, PCT 4.640 ng/mL, ESR 71 mm/h, CRP 8.77 mg/dL ㉒

【腹部 CT】㉓ (11/3)
右股関節裂隙内に層状のガス像のような低濃度帯あり，周囲の筋や軟部組織は正常，その他特記すべき異常所見なし

【尿検査】(11/4)
比重 1.027, pH 5.5, P 1+, S−, ケトン−, OB 3+, Uro normal, Bil−, 亜硝酸−, 肺炎球菌尿中抗原−, 赤血球 50〜99/HPF, 白血球 1〜4/HPF, 扁平上皮 1〜4/HPF, 尿細管上皮 5〜9/HPF, 移行上皮＜1/HPF, 硝子円柱 1〜9/LPF, 顆粒円柱 1〜9/LPF, 上皮円柱 1〜9/LPF, 蝋様円柱＜1/LPF, 赤血球円柱＜1/LPF, U-Cre 312.4 mg/dL, U-P 262 mg/dL

 の発言

⑳ 同日の画像検査は「過去の資料」で血液検査はそうでないとは分類おかしくないか？（→😐うっかりでした．）

㉑ 好中球中毒性顆粒は？（→😐目視なし，不明です．）

㉒ Alb？

重要 ㉓
撮影されている臓器組織をすべて系統的に読影すること．

💡 検査成績からわかること

1) 軽度の AST＞ALT 高値．
2) 好中球増多症と軽度 CRP 高値あり．
3) 尿の高比重とともに軽度の azotemia．
4) 右股関節内が不均一陰影．Patrick sign 陰性では股関節炎とは思われない．

プロブレムリスト
P71 へ

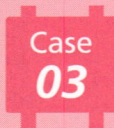

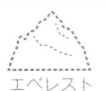

Case 03 入院症例 77歳女性

担当医	初期研修医
難易度	高尾山 / 富士山 / エベレスト

基礎資料1　病歴

本年. 07.06 入院
【主訴】食欲不振
【既往歴】40代：子宮筋腫手術　胃切除の既往なし
【職業歴】官庁勤務　結婚時に退職
【内服薬】フェロミア®錠（50 mg）1錠/日
【生活社会像】夫と2人暮らし　ADL：全自立
【現病歴】
★本人より聴取 ❶
　生来健康. 子宮筋腫手術の他に病院受診なし. 生活の不便なし. 昨年の年末くらいから疲れるので犬の散歩をやめた. 家でゴロゴロ. 息切れや動悸はないが，以前と比べて外出しなくなった. ❷
　同じ頃から食欲が減った. ❸ 普段の食事は漬け物, 野菜を好み, ご飯は少量, 肉類はたまにしか食べない.
　味も以前よりまずく感じた. 白髪が増えた. ❹
　食欲低下が数ヵ月続いた. 家族に勧められてSI内科医院受診. 鉄剤を処方されたが症状に変わりなし. ❺
　立ち上がる時にふらつき ❻ を感じる. 本年7月6日にSU内科を受診.
　SU内科で行った検査で貧血と. 当院に紹介入院.
★娘より聴取 ❼
　食欲は2年くらい前から徐々に低下. ❽ 2年前の口内炎で余計食べなくなった. 体つきは以前はぽっちゃり. ここ2年間くらいでやせた.

カンファ主導者の発言

重要 ❶ このように情報の出処を明示. 観察者の位置と情報の信頼性が判断できる.

❷ どういうことだろう？　活力が減じた.

❸ 格別な症状はないようだが，mental depression もあり得そう.

❹ ほんものの病気があるのか，ないのか？

❺ 本当に内服？　鉄剤内服では便は真っ黒. 患者の言は検証しよう. 尋ねたか？（→担当医：尋ねてません.）

❻ ふらつきとは，足腰がおぼつかない？　立ちくらみ様？　起こっている出来事が違う.（→聞いてません.）

Great! ❼ すばらしい！　別の人の証言・観察所見を求めた.

❽ 食欲不振が貧血に先行したのか？　活力の減退は半年ほど前から.

病歴からわかること

1）貧血が指摘された慢性の病気がある. 易疲労は貧血の症状で半年ほど前から.
2）小球性低色素性なら鉄欠乏性貧血？　ならば，この年齢では真っ先に消化管腫瘍の微量出血や痔出血, 若ければ過多月経や偏食.
3）[普通量月経は，月に1回数日間で最初1, 2日はナプキン数枚使用, 夜間は1枚で足りる（昔の"アンネ"ナプキンの時代）. 昨今はナプキン各種あるので多数の患者に尋ねて知りなさい. これを超えれば過多月経.]

基礎資料2　過去の資料

【SU内科クリニック】⑨
SpO₂：96%，BP：125/58，HR：80，WBC：2700（Ba 0.0%，Eo 0.0，Sg 56.9，Mo 2.0，Ly 41.1），RBC：96万，Hb：4.1，Ht：11.6，Plt：11.6万，MCV：121.6，MCH：43.2，MCHC：35.5，CRP：0.0

▶ の発言

重要 ⑨
検査日付は記述必須．

過去の資料からわかること

1) 好中球減少症と貧血が目立つ．その割には血小板は保持．立派な大球性高色素性の赤血球．末血スメアで好中球分画と赤芽球の有無を知りたい．
   ・食欲不振がこの血液疾患とかかわる場合として，先行する癌と骨髄への浸潤（lymphatic permeation）を考えてみても，この赤血球の品質（MCV/MCH）と血小板数はその白赤芽球症にそぐわない．
2) 真っ先に巨赤芽球性貧血．骨髄異形成症候群も赤血球のこれほどの大球性品質と血小板数が不協和音．再生不良性貧血は考慮外．

基礎資料3　身体所見

本年．07.06　17：31 ⑩
【バイタルサイン】意識清明　血圧：110/56 mmHg　心拍：87（整）
体温：36.4℃　呼吸：16　SpO₂：96（ra）脈拍：108（整）（18：30）⑪
【外見】姿勢：臥位　栄養：食事摂取不良，過去2年間で体重減少あり⑫
情動：話が飛びやすい印象⑬
【体格】身長：144 cm　体重：40.9 kg　BMI：19.7
【頭部】眼　眼瞼結膜蒼白：あり　充血：なし　眼球結膜黄染：なし　眼球位置：正　眼振：なし　瞳孔：3 mm/3 mm・対光反射（＋，＋）　鼻：鼻漏鼻出血なし　耳：耳漏耳出血なし　口腔粘膜：乾燥（－）・発赤（－）・びらん（－）・潰瘍（－）　咽頭後壁：発赤（－）　口蓋扁桃：腫張（－）・発赤（－）　舌：舌乳頭の萎縮あり，味覚障害：自覚あり⑭
【頸部】リンパ節腫張：なし　甲状腺：弾性軟⑮・自発痛・圧痛（－）・2 cm×2 cm⑯
頸部聴診：両側血管雑音聴取せず
【胸部】胸郭：変形なし　肺　聴診：呼吸音　清
心臓　心音：S1（＋）・S2（＋）・S3（－）・S4（－）　心雑音：明らかな心雑音聴取せず
【背部】CVA：叩打痛なし

▶次ページへ続く

▶ の発言

重要 ⑩
そう！　このように診察所見の日時刻は大事．

⑪
18時半では頻脈．何か身動きした後ではないか？　何をどの程度してたのか？

⑫
この栄養の記述は病歴で身体"所見"にあらず．

Excellent! ⑬
大変よい観察！　年のせいばかりではなかろう．元からこのタイプの人か？　そうならば，自身に関する観察所見もその信頼性を減じて受け取らねばならない．

⑭
どのような？　舌炎か？

⑮
長さ重さなどには客観測定法がある．硬さにはない．その定量を誰もが知る物の硬さで自分なりの硬度5段階基準を作りなさい．消しゴムとか耳朶とか．弾性硬や弾性軟は不可．

Good! ⑯
計測記述よろしい！　何事でも計測を習慣とするように．文学は定性・科学は定量！

【腹部】視診：下腹部正中に手術痕あり
聴診：腸蠕動音正⑰
触診：軟，圧痛なし　肝：肋骨弓下に3横指触知⑱・叩打痛なし
脾：叩打痛なし
【四肢・関節】両側下腿浮腫：なし⑲
チアノーゼなし，末梢拍動（橈骨動脈，足背動脈）：触知良好
【神経学的所見】知力・言語：障害なし．脳神経　Ⅲ Ⅳ Ⅵ：眼球運動の異常や眼振なし　Ⅴ：触覚・痛覚の異常なし　Ⅶ：麻痺や左右差なし　Ⅷ：聴力低下なし　Ⅸ：カーテン徴候なし　Ⅺ：胸鎖乳突筋の筋力低下なし　Ⅻ：挺舌の異常なし．DTR⑳：下顎反射（＋），上腕二頭筋反射（＋／＋），上腕三頭筋反射（＋／＋），橈骨反射（＋／＋），膝蓋腱反射（＋／＋），アキレス腱反射（−／−）　クローヌス：なし
不随意運動：なし　上肢バレー：陰性　ミンガッチーニ：陰性
MMT：すべて5　回内・回外運動 異常なし　緊張：認めない　感覚：触覚・痛覚の異常なし㉑
小脳：左右指鼻試験・膝踵試験で異常なし　Romberg：陰性　深部感覚：位置覚の低下なし㉒

⑰ 定量的に"正"とは？［→😐……（無言）.］

Fight! ⑱ 肺肝境界は？　肝臓は腫大か？　下垂か？　肺肝境界知らずして判断できない．硬さを具体的に．（→😐肺肝境界未検です.）

⑲ 浮腫はない？（→😐はい.）

重要 ⑳ 打腱器は十分重量があるものか？　軽打腱器では，打腱器の重さだけで比べる左右上下の微妙な違いを正しく感知できない．

㉑ いかに感覚テストしたか？　指で触ったりつねったりは診察ではない．筆やティッシュの触覚・痛覚計の痛覚テストでなければ診察ではない．痛覚計（高額）がなければ注射針筒に1・5・10ｇの砂でも入れて自分で作ればよい．経過を知るのに定量比較が重要な事態がある．

㉒ 位置覚は足指を側面で支えねば圧覚が混じて正確ではない．

 身体所見からわかること

1）貧血に相応する労作時（？）頻脈がある．他に循環動態に異変なく心不全はない．
2）神経系に著変はないらしい．症状の陳述に百の信頼を置かないほうがよい人柄ではある．

基礎資料4　検査結果

【血算】
WBC 2980/μL，RBC 103万/μL，Hb 4.2 g/dL，Ht 12.8％，Plt 13.0万/μL，MCV 124.3 fL，MCH 40.8 pg，MCHC 32.8％，RDW-CV 24.4％，網状赤血球㉓ 1.5％（2万/μL）
〈血液像〉赤血球大小不同，Ba 0.0％，Eo 0.0％（20/μL），Sg 58.0％（1620/μL・過分葉＋），Mo 1.0％（10/μL），Ly 41.0％（1330/μL）
▶次ページへ続く

😐 の発言

㉓ reticulocyte index をテキストで読んで（マニュアル本不可），shift cell（青色網状赤血球）の意味を知りなさい．

【生化学】
TP 6.2 g/dL, Alb 4.6 g/dL, T-Bil 5.1 mg/dL, D-Bil 1.5 mg/dL, AST 72 IU/L, ALT 46 IU/L, LDH 2882 IU/L, ALP 99 IU/L, γ-GT 12 IU/L, ChE 139 IU/L, CK 17 IU/L, UA 2.1 mg/dL, BUN 10 mg/dL, Cre 0.40 mg/dL, Na 138 mEq/L, K 4.1 mEq/L, Cl 102 mEq/L, Ca 8.3 mg/dL, IP 4.2 mg/dL, Fe 168 μg/mL, TIBC 193 μg/mL, UIBC 25 μg/mL, ㉔ Glu 95 mg/dL, CRP 0.1 mg/dL, フェリチン 148.0 ng/mL, eGFR（18歳↑女）112 mL/min, TSH 0.176 μIU/mL, Free T₄ 1.200 ng/dL, Free T₃ 2.060 pg/mL, BNP 44.9 pg/mL ㉔

【凝固】
〈PT〉PT 14.3 秒, PT% 65.9%, PT-INR 1.22
〈APTT〉APTT 28.4 秒. FBG 154 mg/dL, d-dimer 2.9 μg/mL

㉕
【ECG】normal sinus rhythm
【胸部XP】立位 PA ㉖
CTR 58%. 横隔膜高位：両側で第10肋間, CP angle：両側　鋭. 血管陰影：増強なし, 明らかな腫瘤陰影を認めない. ㉗ 上腕骨などの透過性亢進を認めない.

 ㉔ 甲状腺ホルモン, 鉄, BNP はルーチンとすべきでない. **ルーチンは過剰も過少も正しくない**. 医療資源は限られている.

㉕ 検尿は？　しばしばなされていない. 一般検尿所見を十分に読み取れる力がなければならない.

Good! ㉖ そう！　**撮影条件**を読影に際して考慮する.

㉗ この患者で腫瘤だけを取りざたしたのは何か理由あるか？　大動脈壁の石灰影は？

💡 検査結果からわかること

好中球減少を伴う著明な大球性貧血. **無効造血**（LDH・TBil）である.

プロブレムリスト
P74 へ

Case 04 102歳女性

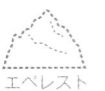

入院症例

担当医　初期研修医
難易度　高尾山／富士山／エベレスト

基礎資料1　病歴

【主訴】意識低下
【既往歴】子宮出血（80歳）・肺炎（X−12年，当科入院）・肺炎（X−5年，K科入院）
【既存症】非定型抗酸菌症［X−2/09/15］・慢性腎不全［X−2/09/15］・神経因性膀胱［X−2/10/08］
【家族歴】父母は老衰　【アレルギー歴】薬（−），食物（−），気管支喘息（−），花粉症（−）
【職業歴】不明　【かかりつけ医】A外科（往診，回数は不明）
【内服薬】クラリシッド®・マグミット®・ロキソニン®テープ・ビーソフテン®クリーム　すべて中止①
【排泄】オムツ，義娘が介助　【入浴】デイサービスBを利用
【現病歴】
（義娘より聴取）
　一昨年ぐらいから車椅子を利用．前回当院退院後からA外科往診で来診．
　昨年X−1年12月頃よりムセが悪化．なかなか飲み込めず．
　本年X年5月17日より食事摂取量が減少．今までの1日3食の100gが半減．5月23日より体調の悪い感じ．6月下旬よりさらに食事量が減少．7月初旬より入れ歯が合わず使わなくなった．この2～3週間は，1日に2～3口食べる程度．この1週間は自分で食べることができなくなった．
　もともと尿閉あり，尿道カテーテルを留置．7月の初旬から尿量も減少，1200mLほどあったのが，7月中旬より300～500mLぐらいまで減った．
　7月21日より車椅子に移乗できず，リクライニングチェアで様子を見た．デイサービスBで週3回入浴．
　本年7月26日9時頃，デイサービスの迎えが来た．この時は特に変わった様子には気がつかなかった．12時半頃に，デイサービスよりいつもと様子が違うと連絡があった．A外科に連絡し，脱水かもしれないので救急車で病院に行くように言われた．手足が冷たかった．普段は声をかければうなずくが，今日は声をかけても反応がなかった．
（ケアマネージャーより聴取）②
　5年前より，ケアマネージャーとして世話をしている．
　X−2年9月に入院する前は，カートで移動・移乗可能．食事はデイサービスの給食．X−2年10月に退院後車椅子で生活．ご飯は普通食．お粥やトロミの食事は嫌いで，始めても1日でやめてしまう．ムセなく，お茶を飲んだ時に咳するぐらい．
　本年5月頃から，食事・水分の摂取が困難になった．7月に入ってからさらに摂取量が減少．
　7月26日はデイサービスの入浴日．血圧が70と低下しており，いつもと様子が違っていたのでシャワー浴にした．シャワー浴から上がった後，本人から調子が悪いと訴えがあった．血圧70でSpO₂80台であった．

カンファ主導者の発言

① 中止は入院時プランではないのか？（→担当医：入院時中止です．）

Good! ② 多方面から観察証言を求めた．こうして全体像がより明瞭になる．

病歴からわかること

超高齢者．老衰といっても不思議ではない．

基礎資料2　過去の資料

【B介護記録より】
　昨年〜本年5月14日頃まで，BP 100〜90/40, RR 40, ❸ 体温 35.6〜36.0℃，食事は主食10割，副食5〜10割．
　5月16日頃から，主食10割，副食3割から週ごとに摂取量減少．6月中旬に義歯を外して1〜3口程度に減少．バイタルの変化なし．

【当科カルテより】
　X−2年9月15日より，尿閉・尿路感染で入院．ABPC/SBT 開始．速やかに下熱．尿培養でセラチア検出．LVFX に変更し計14日間投与．尿閉にハイトラシン®1mg投与したが，低血圧起こしたため中止．ベサコリン®20mg投与したが尿閉は改善せず．

【K科カルテより】
・X−2年6月21日，胸部CTにて，胸水なし，両側中〜下葉にかけて空洞を伴う浸潤影 ❹ あり．
・X−5年12月10日，発熱・喀痰・咳嗽のため入院．急性肺炎と診断，脱水もあり，補液と CTRX 2g で治療．腎機能障害もあり，正球性貧血が見られた．
〈血液検査〉CRP 22.2　白血球数 16430 ❺
・X−7年8月17日，血痰あり入院．発熱・咳嗽・喀痰なし．喀痰より M. avium 検出．非結核性抗酸菌症と診断．治療は行わず経過観察．
〈血液検査〉CRP 0.3　WBC 5580 ❺
〈胸部CT〉非特異的な縦隔リンパ節腫大（＋），胸水（−），左下葉に空洞 ❻ を伴う浸潤影（＋），左下葉枝の周囲にも濃厚な陰影（＋）

喀痰塗抹	X−7/08/19	X−7/08/20	X−2/06/21 ❼
	鏡検（−）	ガフキー1号	鏡検（±）
	培養 M. avium	培養 M. avium	培養 M. avium

	X−7/08/17	X−5/12/10	X−2/06/21	X−2/09/15 ❼
BUN	22	25	36	47
Cre	1.27	1.37	2.08	3.05
IP	3.3	3.8		3.8
Hb	10.1	10.2	8.3	8.9
MCV	95.9	110.1	114.8	93.0
WBC	5580	16430	10990	10230
Plt	19.6	25.1	24.9	15.6
尿蛋白		1+		2+
尿潜血		2+		2+

の発言

❸ 1年間 RR 40 とはどういう観察の仕方だろう？尋ねてみたか？（→ ヘンですね．写しただけでした．）

❹ **NG** "浸潤影"は不可．**画像所見は形状である．**所見として形状を述べよ．（→ 所見をきちんと取って言葉にするのは難しいです．何を見てどう言えばいいかがわかりません．だから，つい……．）

❺ 血液検査をばらばらに書かないで表ひとつにまとめよ．

❻ （読影）空洞ではない．拡張気管支である．

❼ 日付に節目の出来事を付記せよ．血痰，肺炎とか．

過去の資料からわかること

1) *M. avium* の慢性肺病変がある．
2) おそらく神経因性膀胱の尿閉でカテーテル留置．
3) 慢性腎不全の azotemia は緩徐進行性．

基礎資料3　身体所見

【バイタルサイン】意識レベル JCS I-2　血圧：92/58 mmHg（臥位, 右腕）　脈拍：14×4, 整　体温 35.8℃　呼吸：17/min　SpO₂：98%（room air）　心拍：60/min ⑧
【appearance】姿勢：臥位　栄養：やせ　情動：不安定
【体格】身長：153.0 cm　体重：38.20 kg　BMI 16.3
【頭部】眼　眼瞼結膜蒼白（＋）　充血（−）　眼瞼強膜黄染（−）　眼球位置, 正　眼振（−）　瞳孔：3 mm/3 mm　鼻：鼻漏・鼻出血（−）　耳：耳漏・耳出血（−）　口腔粘膜：乾燥, 発赤・びらん・潰瘍（−）　咽頭後壁, 口蓋扁桃：従命入らず ⑨ 確認不可　舌：萎縮・舌苔（−）
【頸部】リンパ節：触知せず　甲状腺：触知せず ⑩　Bruits：聴取せず
【胸部】胸郭：変形（−）　肺　聴診：右下肺野で呼吸音減弱, coarse crackle
心臓　心音：S1（＋）・S2（＋）・S3（−）・S4（−）　心雑音：聴取せず
【背部】CVA：姿勢変換不可のため確認できず
【腹部】視診：＿＿＿＿ ⑪　聴診：腸蠕動音（亢進, 4秒に1回 ⑫
触診：＿＿＿＿ ⑪　肝：叩打痛なし　脾：叩打痛なし
【四肢・関節】両側下腿浮腫（−）, チアノーゼ（−）, 末梢拍動（橈骨動脈）触知せず
【神経学的所見】知力・言語：＿＿＿＿ ⑪　脳神経：従命せず ⑬ 観察不可　DTR：下顎反射（＋）, 上腕二頭筋反射（＋/＋）, 上腕三頭筋反射（＋/＋）, 橈骨反射（＋/＋）, 膝蓋腱反射（＋/＋）, アキレス腱反射（＋/＋）　クローヌス：（−）　不随意運動：（−）
筋　筋力：バレー陰性, 徒手筋力検査で上肢は 3, 下肢は 5, 回内・回外運動は従命せず ⑬ 観察不可　緊張：（−）　感覚：触覚・痛覚の異常を認めない　小脳：従命せず ⑬ 膝踵試験・指鼻試験は実施不可

☺の発言

Fight! ⑧
capillary refilling time !?（→☺診ていません.）

⑨
従命せず確認不可.

⑩
リンパ腺・甲状腺を腫大なしではなく, 触知せずと言えた．"腫大なし" は, "正常" も "萎縮あり" も含んでいる．（→☺それが真の観察所見ですね．）

⑪
診察しなかったのは, 患者の拒否でできなかったのか？（→☺はい, そうです．）

Good! ⑫
このような**定量記述が事実具体的**でよい．

⑬
所見があって, それを解釈し評価を与える．観察できず所見を得られなかったわけが述べられた．

身体所見からわかること

1）hypotension-bradycardia は超高齢生理的か病的か？
2）手足冷たい・結膜蒼白であるが, 四肢末梢循環 CRT は観察されていない．

基礎資料4　検査所見

【検査結果】本年7月26日施行
[検尿] 色調　麦わら色, 混濁（2+）, 比重 1.007, pH 5.5, pro（1+）, glu（±）, ケトン体（1+）, 潜血反応（1+）, U（±）, Bil（−）, RBC 5〜9 非糸球体, WBC 100 以上, 扁平上皮 5〜9, ガラス円柱（2+）, 顆粒円柱（2+）, 細菌（3+）, 尿細管上皮 1〜4

▶次ページへ続く

[血算] WBC 7380（Ba 0.0%, Eo 0.0, Band 2.0, Sg 78.0, Mo 0, Ly 11.0, atypical Ly 1.0　中毒性顆粒＋），RBC 296, Hb 9.3, Ht 27.4, Plt 8.4, MCV 92.6, MCH 31.4, MCHC 33.9

[生化学] 総蛋白 5.7, Alb 1.8, 総ビリルビン 0.6, 直接ビリルビン 0.4, AST 30, ALT 11, LDH 185, ALP 326, LAP 54, γ-GTP 32, ChE 88, CK 29, アミラーゼ 53, UA 9.2, BUN 54, Cre 3.21, Na 129, K 4.9, Cl 98, Ca 7.1, IP 5.2, 血糖 69, CRP 19.6, BNP 139.2, トロポニンI定量 0.07

[凝固] PT 15.1s, PT-INR 1.28, APTT 58.2, d-dimer 12.3

[感染] RPR 法（−），梅反 TP 抗体（−），HBs-Ag（−）：0.01, HCV-Ab（−）：0.06，喀痰：ガフキー 0 号　*M. avium*（−）

[動脈血ガス] ⑭ pH 7.331, pCO$_2$ 39.1, pO$_2$ 184.1, HCO$_3^-$ 20.2, BE −5.3, SaO$_2$ 99.6, Lactate 15.6, Glucose 69

[胸部 XP] AP 臥位
横隔膜高位：右-後方第 10 肋間　左-後方第 9 肋間，CTR 57%, CP angle 両側 dull，右中〜下肺野に網状影（＋），主気管支はやや右に偏位，気管分岐部は第 6 肋間

[頭部 CT] 大脳の瀰漫性の萎縮（＋）

[胸〜腹部 CT]
〈肝臓〉表面平滑，左葉萎縮，実質均一，肝内胆管拡張（−），SOL（−）
〈胆嚢〉壁 2 mm，明らかな結石（−）
〈胆管〉CBD 拡張（−）
〈膵臓〉腫大（−），PD 拡張（−），SOL（−），石灰化（＋）
〈脾臓〉実質均一，腫大（−）75 mm×48 mm ⑮
〈腎臓〉腎盂拡張（−），尿管拡張（−），stone（−），囊胞（＋）
（頭尾径×前後径×横径）右：69 mm×41 mm×33 mm，左：74 mm×32 mm×33 mm ⑮
〈膀胱〉フォーレ（＋），壁 4 mm
〈腸管〉niveau（−），大腸内にガス著明・便（＋），小腸内ガス（＋）
〈腹腔内〉free air（−），腹水（−）
〈血管・リンパ節〉上行大動脈〜左右総腸骨動脈に軽度石灰化（＋），リンパ節腫大（−）
〈肺〉両側下葉で背側に透過性の低下している領域（＋），両側下葉に胸水（＋）rt>lt，右下葉 気管支周囲に粒状の濃度上昇
⑯
[ECG] HR 62 bpm, sinus, PR 204 ms, QTc 513 ms, AVB（−），CRBBB, RV5＋SV1＝0.89 mV, no remarkable ST change

😊 の発言

Fight! 14
呼吸数？　酸素？　**採血条件**を知らずして解釈できない．（→😊はい．）

Good! 15
このような**定量記録**でなければ，前後で比較ができない．

Fight! 16
副腎が読影されていない．甲状腺・冠状動脈・食道は？

💡 検査所見からわかること

1）顕著な低栄養状態（低 Alb 低 ChE）であり，starvation ketosis がある．
2）慢性腎不全．腎は瀰漫性に萎縮．

プロブレムリスト
P78 へ

Case 05 83歳女性

入院症例

担当医	初期研修医
難易度	高尾山 / 富士山 / エベレスト

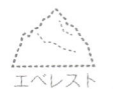

基礎資料1　病歴

本年/07/01 入院
【主訴】意識障害
【生活歴】喫煙：20本×20年　飲酒：機会飲酒
　長女同居．長男1ヵ月一度，次男2～3ヵ月一度様子を見にくる．三男は不明．
【ADL】食事：自立　排泄：自立，しばしば失禁　入浴：自立　更衣：自立　歩行：自立
【アレルギー】食物（−）薬（−）喘息（−）花粉症（−）
【家族歴/周囲感染状況】父：心筋梗塞・脳出血（1985年死亡）　次男：舌癌　長女：精神発達遅滞
【既往歴】横行結腸癌，陶器様胆嚢（2004年3月手術施行）
　胃十二指腸潰瘍（2004年6月除菌）
　高CA19-9血症
【既存症】高血圧，糖尿病，心不全，統合失調症
【入院時処方薬】レニベース®錠5 mg 1T1×，パリエット®錠1 mg 1T1×，ガスター® 20 mg 1T1×（中止），グラクティブ® 25 mg 1T1×（中止），アムロジン® 5 mg 1T1×（中止），アマリール® 3 mg 1T1×（中止），カマ 1.5 g 3×（中止）
【現病歴】①
（長男・長女より聴取）②

　長女と同居．変形性関節症の膝痛で歩行困難あるが日常生活は自立．病院や買い物に娘と歩行外出．統合失調症（発症時期不明）で精神科入院．退院後，内服治療していたが自分で中止．
　2004年3月7日横行結腸癌・陶器様胆嚢の手術受けた．以後当院G外科に通院治療中，糖尿病を指摘．甘いもの好き，おはぎやチョコレート，柏餅など．2005年1月当院E内科で食事療法開始．同居の長女の理解悪く食事療法は困難．2005年3月内服治療に変更し継続．③ コンプライアンス不良．
　5年ほど前に高血圧を指摘．詳しくは知らない．
　昨年秋頃より膝の痛みが悪化し這って歩く．外出の機会が減少．
　本年6月30日14時，起立不能④になりゼーゼーしている⑤ような感じがあった．両足のふくらはぎが腫れていた．うつぶせになって休んでいた．夕食を摂取し，④その後就眠した．
　7月1日7時，いびきをかいて寝ていた．問いかけたが返事はなくそのまま様子を見ていた．12時口から泡を吐き⑥救急車を要請．12時36分当院救急科受診．

カンファ主導者の発言

① 既存症が問診され経時的に簡潔に記されている．患者の今までの日常が知られる．現病歴は既存症の記述も含んでいなければならない．

② Good! 情報の出処を明記することによって観察者の位置も信憑性もわかる．

③ 内服薬管理は問題なし？（→担当医：不明です．）

④ 朝食や昼食は？　這って歩いてて今や立てないが夕食はどのように？（→長男訪問日ではなく摂食状況不明です．）

⑤ ゼーゼーの目撃はこれが最初か？　うつ伏せではどうなったか？（→この時初めて目撃しました．うつぶせの後は聞いてません．）

⑥ ゼーゼーはない？　泡の色は？（→聞いてません．）

第3章　基礎資料　整理と呈示

病歴からわかること

1) 身体的には普通の高齢者だが，知的には統合失調症がある上に同居長女も精神遅滞者で生活上の困難が予想できる．
2) 治療薬剤による不測の問題が起こり得る管理状況である．

基礎資料2　過去の資料

【過去のデータ】⑦
[A内科クリニック紹介状より]
　糖尿病・高血圧．血糖コントロールは良好．随時血糖は100 mg/dL前後
　5月14日受診時，SaO₂ 96%，BP 140/80，下肢の浮腫（−）
[救急搬送表より]
　本年6月30日7時頃，起こすも起床せず．
　泡を吹いていたため12時1分に救急要請．12時9分救急隊が現場到着．
　救急隊到着時：JCS Ⅲ-100，GCS E3V1M6．RR 18/min，BP 171/90，HR 104/min，SpO₂ 90%（酸素 6 L 下 SpO₂ 96%），BT 36.8℃．失禁（＋），嘔吐（−）⑧
　12時34分当院救急科到着．
[本年7月1日，救急科カルテより]
⑨
　意識消失（＋）E3V1M6．12時35分 Glu 36 mg/dL．
　12時44分 50%ブドウ糖2A静注．13時11分 Glu 146 mg/dL．⑩
　意識レベルは改善し E4V4M6．
　50%ブドウ糖2Aとビタメジン®をラクテック®500 mLに混注し点滴静注．⑪
　頭部CTにて頭蓋内出血（−）⑫
　胸部XPにてCTR 70%，右肺野中枢側に 浸潤影（＋） ⑬
[当院O外科カルテより]
　両側性変形性膝関節症．
[当院G外科カルテより]
　2004年横行結腸切除・陶器様胆摘施行．術後5年間明らかな転移再発徴候（−）
[当院E内科カルテより]
　HbA1cは8〜10，⑦ Gluは150〜300で推移．食事療法・内服による治療を行うも改善（−）
[当院G内科カルテより]
　横行結腸切除・胆摘後の高CA19-9血症．

	2004/10	2004/12	2005/01	2005/03
CA19-9 ⑭	280.3 H	292.4 H	157.9 H	178.0 H

 の発言

⑦ 資料は 経時的 に並べなさい．さもなくば頭に入りにくい．HbA1c 8〜10 はいつ頃のことか？ 2005年3月以前か？

⑧ 四肢は弛緩？　硬直？（→☹記録にありません．）

⑨ 救急到着バイタルサインは？　看護記録には？ [→☹ BP 160/110 mmHg，HR 106/min（整），SpO₂ 96%（7 L O₂），BT 36.2℃です．]

⑩ いきなり Glu だけ測定したわけではないだろう．有用な身体所見と血糖以外の検査所見は？（→☹何も記載されてません．）

⑪ 所見や行われた処置を具体的に経時的に明らかにすることによってのみ，"この患者"の医学事態を理解できる．

⑫ 頭CT撮影した．神経学的診察でfocal signはあったのか？（→☹診察の記録がありません．）

NG ⑬
用語「浸潤影」は不可．画像所見は形状である．形状所見が記録になかったら "浸潤影" とカッコつける．

⑭ 術前値を知らねば解釈できない．（→☹術前値はサマリー記録にありません．）

過去の資料からわかること

1）結腸癌は治癒．胆嚢は外科的欠損．CA19-9 は資料不足．
2）これまでの血糖状態は，この人のような高齢精神状態ではまずはよしとする．
- 本日朝突然（？）低血糖症発症．
- 低血糖時（Glu≒35 mg/dL）に頻心拍と高血圧．

基礎資料3 身体所見

【入院時所見】⑮
[バイタルサイン] BP 173/90 mmHg（臥位，右腕），⑯ HR 84/min（整），⑰ RR 20/min（整），SpO₂ 94%（2 L），BT 36.0℃，GCS：E3V1M6
[appearance] 姿勢：臥位 栄養：肥満 情動：不安定⑱
[体格] 身長 155.0 cm 体重 63.8 kg BMI 26.6
[頭部]
眼 眼瞼結膜：蒼白（－） 充血（－） 眼球結膜：黄染（－） 眼球位置：正 眼振：なし 鼻：鼻漏・鼻出血なし 耳：耳漏・耳出血なし 口腔粘膜：乾燥（＋） 出血（－） 咽頭後壁：発赤（－） 扁桃腫大（－） 白苔（－）
[頸部] リンパ節触知せず 頸部聴診：雑音（－） 半坐位45度で右内頸静脈拍動部の高さ5 cm 甲状腺：触知（－）
[胸部]
胸郭：変形（－） 肺肝境界：第8肋間 肺 聴診：呼吸音清，全肺野に吸気・呼気で coarse crackle（＋）⑲
心臓 整，心音：Ⅰ（＋）Ⅱ（＋）Ⅲ（－）Ⅳ（－），亢進・減弱なし 心雑音なし
[背部] CVA 叩打痛（－）
[腹部] 聴診：腸蠕動音聴取⑳
触診：軟 圧痛（－） 左右上腹部叩打痛（－） 肝：触知せず 脾：触知せず
[四肢] 関節：拘縮（－） 下腿浮腫：両側（右で優位） チアノーゼ：なし 末梢拍動：橈骨動脈触知，足背動脈触知（＋） 末梢冷感（－）㉑
【神経学的所見】
脳神経：Ⅰ 未評価㉒ Ⅱ 未評価㉒ ⅢⅣⅥ 瞳孔：2 mm/2 mm，対光反射（＋/＋），眼球運動・眼振・複視は従命従わず㉓ 眼瞼下垂あり Ⅴ 第1枝/第2枝/第3枝/咬筋異常なし Ⅶ 額のしわ寄せ，閉眼運動は従命従わず，㉓ 口角下降なし Ⅷ 右側に難聴あり ⅨⅩ 従名に従わず㉓ Ⅺ 肩挙上試験，胸鎖乳突筋負荷試験は従命従わず㉓ Ⅻ 舌萎縮なし，舌偏位なし
クローヌス：なし 不随意運動：なし
MMT（lt/rt）：両上肢3以上，両下肢3以上 従命従わず，㉓ 四肢は自由に動かす
指鼻指試験・踵膝試験・手回内回外試験・上肢 Barre・下肢 Barre は従命従わず㉓

▶次ページへ続く

の発言

⑮ 救急入院．この診察所見の時刻を示して，なされた処置と照らし合わせないと理解は滞る．

⑯ 何時の所見か？ 血糖正常になっても高血圧か？

⑰ 脈拍数がない．

⑱ 冷汗は？

⑲ ゼーゼーはなかった？（→😊ありませんでした．）

⑳ 腸蠕動音回数を定量的に．（→😊8秒に1回です．）

㉑ 膝蓋骨跳動不認？ 未診察？（→😊未診察です．）

㉒ "未評価"とは何ゆえに？ 評価する前に観察所見を述べよ．

㉓ 従命に従うとは，頭痛が痛い？

DTR（lt/rt）：下顎反射（－）　上腕二頭筋反射（－/－）　上腕三頭筋反射（－/－）　橈骨反射（－/－）　膝蓋腱反射（－/－）　アキレス腱反射（－/－）　Babinski（－/－）　Hoffmann（－/－）

💡 身体所見からわかること

1）診察時には頻心拍を伴わない高血圧がある．血糖との関係不詳．
2）肺には全肺野クラックル．下肢には浮腫．
3）意識障害あるが focal sign は認めない．

😐📄 基礎資料4　検査所見

【入院時検査】
[血液検査]（本年7月1日11時46分施行）
〈検尿定性〉色調　麦わら色，混濁（2+），比重 1.017，pH 6.5，pro（2+），glu（－），ケトン体（－），OB（2+），U（1+），ビリルビン（－）
〈尿沈渣〉赤血球 20〜29，白血球 5〜9，扁平上皮 1〜4，ガラス円柱（1+），細菌（2+）
〈血算〉WBC 7340，RBC 455，Hb 15.1，Ht 44.4，Plt 17.6，MCV 97.6，MCH 33.2，MCHC 34.0
〈血液像〉Ba 0.1%，Eo 0.1，Sg 84.6，Mo 4.8，Ly 10.4
〈生化学〉溶血（1+），総蛋白 7.1，Alb 3.5，T-Bil 1.0，D-Bil 0.3，AST 32，ALT 11，LDH 464，ALP 217，LAP 76，γ-GTP 29，ChE 194，CK 276，アミラーゼ 40，UA 3.7，BUN 14，Cre 0.74，Na 142，K 3.7，Cl 110，Ca 8.6，IP 2.9，Glu 45，HbA1c（JDS）5.4，HbA1c（NGSP）5.8，CRP 0.4，eGFR（18歳↑女）56，BNP 2168.0，トロポニンI定量 0.10
〈PT〉PT 13.3s（75.8），PT-INR 1.13〈APTT〉APTT 30.0，d-dimer 11.8
〈血液ガス〉㉔ pH 7.416，pCO₂ 40.2，pO₂ 141.0，HCO₃⁻ 25.3，BE 0.7，SaO₂ 99.2，Lactate 11.7，Glucose 44
[ECG]（本年7月1日施行）
HR 97 bpm　洞調律
PQ間隔 120 ms，QRS 90 ms，QTc 440 ms，左軸偏位，移行帯 V3〜V4，V2・V3 で ST 上昇，T 波（－）㉕
[胸部XP]（本年7月1日施行）㉖
皮下気腫，気胸なし　気管分岐部：確認できず㉗
横隔膜：右第8肋間ドーム状　左第9肋間ドーム状
骨：脊椎変形（－），肋鎖骨骨折（－），胸郭変形（－）
右第1〜2弓および左第2〜4弓の突出（－）　左第1弓（大動脈弓）やや突出
CTR：72.8%　CPA：両側 dull　大動脈弓に石灰化（－）　肺野：右下肺野に透過性が低下している領域㉘ が見られる
[胸部CT]（本年7月1日施行）
甲状腺 CT値：右 39〜109，左 40〜100

▶次ページへ続く

😐 の発言

㉔ **血ガス時の呼吸数?!**　吸気酸素濃度?!　"正常"呼吸か頻過呼吸か？　まったく事態が異なる．情報なくして解釈は不可能．（→😐血ガス採取時の呼吸数，吸気酸素濃度，呼吸状態わかりません．）

㉕ LVH は？　ST 何 mm 上昇か？

㉖ 撮影条件！（→😐 A-P 臥位です．）

㉗（読影）気管は大動脈弓部高で右側へ偏位．分岐部は見える．

㉘（読影）右横隔膜上の外側寄りに側胸壁から高さ数 cm 幅数 cm の，内側境界がきわめて鮮明な内部均一でべったりした板状陰影があり右横隔膜との境は判然としない．胸水か胸膜ベンチである．

```
肋骨, 胸骨に明らかな骨折像確認できず
肺野：両側中〜下葉に透過性の低下している領域が見られる㉙㉚
大動脈弓, 腹部大動脈に散在する石灰化（+）, 心嚢水（+）
腎：右 48.3 mm×42.5 mm, 左 54.8 mm×36.0 mm
[頭部 CT]（本年 7 月 1 日施行）
明らかな出血（−）・血腫（−）
```

㉙ 両側胸水. 単純写での右側陰影は胸水である.

㉚ 右横隔膜直上の肺に 1〜2 cm 程度の不鮮明結節様陰影が縦隔寄りに数個見られる.

検査所見からわかること

1) acidemia 不在だが乳酸が少々多い.
2) 両側胸水が相当にあり, 右下肺では肺水腫あるいは気管支肺炎が示唆される.

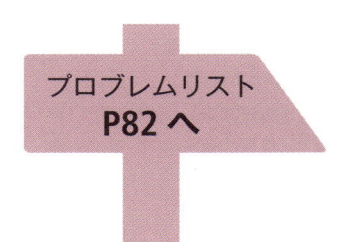

プロブレムリスト P82 へ

御負け種々

肝 "機能"

1) 日頃なんの疑念もなく当たり前に使っている用語を, 少し立ち止まって吟味してみよう. 健康診断でも日常診療でも "肝機能が悪い・良い" と言うが, この肝機能とは何を指して言っているのだろうか？
2) AST・ALT である. これらは確かに肝臓疾患で増減する. enzyme の由来は細胞である. 肝細胞が崩壊して血液・間質に AST・ALT が放出された. つまり, これらが直接示しているのは肝細胞の "崩壊量" であって, 肝臓の機能ではない. その上, これらは肝臓に限らず横紋筋にも腎臓にも脳にもあるのだから, 肝細胞が崩壊したと断言するわけにもいかない. ただしい意味の肝機能は代謝である. AST・ALT を肝機能と言っているのはいわば俗語である.
3) 漫然と俗語の中に患者を縛り付けていると, こういう誤りをしかねない. 高 AST を見た専門医が肝硬変かと調べたが何もそれらしいことがない. 実は長年の筋疾患だった. 高 LDH であれこれ肝臓検査したがわからない. 高 LDH の最初の検査室報告を見ると, なんと溶血検体と書かれてあった.

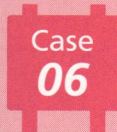

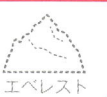

Case 06　19歳男性

入院症例

担当医：総合内科医
難易度：富士山

基礎資料1　病歴

【主訴】発熱
【既往歴】なし
【生活社会歴】飲酒：機会飲酒，喫煙なし，大学生，アレルギー：なし
【内服薬】常用薬なし，近医よりレボフロキサシン，アセトアミノフェン，ロキソプロフェン，ロペラミド，ドンペリドン
【現病歴】
　生来健康．6月10日より全身が痛いような感じがあったが，少なくとも6月12日は9～18時までアルバイト，少ししんどい①と感じた．6月14日悪寒伴い38.9℃，近医受診し抗生物質②等処方．以後連日39～40℃の発熱持続，食事食べられず，17日当院受診．
　咳・痰・鼻水なし．排便：平素は毎日やや軟便，6月12日細い糸のような軟便，③以後は1日おきぐらいに少し硬めの便．食事はおにぎりなど少量，水分摂取可．
　海外渡航歴なし．周囲に同様症状なし．牛丼屋でアルバイト，日系ブラジル人がよく来店．

カンファ主導者の発言

1. 発熱2日前．前駆症状か．
2. 抗生物質は4日間内服？（→担当医：聞いてません．）
3. ふしぎな便．だが，すぐに普段の軟便から便秘ぎみに変わった．発熱疾患と直接のかかわりあるのだろうか？　腹痛なし？（→腹痛はありません．）

病歴からわかること

1) 手がかりない発熱があるだけ．
2) 便通異常の意味はわからない．

基礎資料2　外来受診時身体所見

【身体所見】BT 39.0℃，BP 100/38 mmHg，PR 92/min・整．結膜貧血・黄染なし．口腔内：舌乾燥，咽頭発赤軽度，扁桃腺腫大なし．表在リンパ節不触．
心音：I・II音正，雑音なし．呼吸音清．腹部：平坦・軟・腸音低下④・圧痛なし・肝不触．⑤左右季肋部叩打痛なし．
下腿浮腫なし．皮疹なし．関節：圧痛・腫脹・熱感なし．脳神経：異常所見なし．項部硬直なし．⑥

の発言

4. 腸音を定量的に記述する．鼓腸は？（→鼓腸はないと思います．）
5. 肺肝境界はルーチン．（→診てありません．）
6. 腱反射（膝蓋腱）はルーチン．（→診てありません．）

外来受診時身体所見からわかること

咽頭に軽度発赤があるようだ．

基礎資料3　ルーチン検査

WBC 2600（Seg 77%, Ly 19.0%, Mo 4%）/μL, Hb 14.1 mg/dL, MCV 83.2 fL, MCH 29.3 pg, Plt 5.2 万/μL, TB 1.1 mg/dL, AST 93 U/L, ALT 79 U/L, ALP 241 U/L, LDH 653 U/L, Amy 57 U/L, CK 118 U/L, TP 6.0 g/dL, Alb 3.7 g/dL, BUN 10.9 mg/dL, Cr 0.93 mg/dL, Na 132 mEq/L, K 3.4 mEq/L, ❼ Cl 96 mEq/L, CRP 11.78 mg/dL, CH50 42.7 U/mL, IgG 704 mg/dL, IgA 146 mg/dL, IgM 126 mg/dL, PTINR 1.68, APTT 37.3s, Fib 309 mg/dL, Ddimer 29.4 μg/mL, RPR 定性−, TPHA−, HBsAg−, HCVAb−．
尿：比重 1.020, pH 6.0, 蛋白 2+, 糖−, 潜血−, WBC−．
胸部 XP：特記事項なし．胸腹部 CT：肺野・縦隔正，腹部−骨盤部少量腹水，肝腫大（縦幅 20 cm）・脾腫（縦幅 13 cm）あり内部一様，副腎・膵臓・胆嚢正，腎 11/12.5 cm，腸管正．❽

☺の発言

❼ 低 Na, 低 K は消化管からの喪失？　下痢はそんなにひどかったのだろうか？

❽ 腸管正で壁浮腫もなし？（→☺明らかな所見としては見えません．）

ルーチン検査からわかること

1）白血球と血小板の減少明らか．
2）PT・APTT の軽度延長と Ddimer の増量があるが Fib は正常．
3）軽度肝脾腫あり．liver enzyme の軽度上昇あり．
4）発症少なくとも 4 日目 CRP 11.78．ただし抗生物質内服あり．

プロブレムリスト
P85 へ

Case 07 81歳女性

外来症例

担当医：後期研修医
難易度：富士山

基礎資料1　病歴

【主訴】顔面浮腫
【既往症】白内障
【内服】常用薬なし　【アレルギー】なし
【生活・社会像】飲酒・喫煙なし
【現病歴】
　05年6月健診で貧血①を指摘，以後半年に一回当院で経過観察．独居で身の回りすべて自立，月1回デイサービスを利用．平素の血圧100〜110 mmHg程度，体重40 kgぐらい．
　1週間ぐらい前から起床時に顔面と足のむくみ②に気がついた．布団の上げ下ろしや，少し歩くだけでも息切れる．07年1月8日当院受診．むくみは3日前よりよい．
　夜間良眠．③食欲あり．便通：普通．

カンファ主導者の発言

1. 労作時の動悸・息切れもこれまでなかった？
（→担当医：詳しくは聞いていません．）

2. 浮腫はこれまで気づいたことはない？
（→詳しくは聞いていません．）

3. 起坐呼吸はない．

病歴からわかること

1) わずかの労作でも息切れがある全身性浮腫だが，夜間に起坐呼吸はない．すなわち肺に浮腫はない．
2) おそらく右心不全．貧血の程度によっては，高齢で予備力が乏しい心臓に負担となった．

基礎資料2　過去の資料

・05年6月健診で貧血，γGT高値を指摘され当院受診．
WBC 2400（Sg 52.7, Ly 40.2, Mo 5.4, Eo 1.3, Ba 0.4）, Hb 10.5, MCV 102.0, MCH 34.2, Plt 13.2万, TB 1.1, ALP 164, AST 22, ALT 13, LDH 206, γGT 39, TP 7.6, Alb 4.3, BUN 11.4, Cr 0.44, Tcho 155, Fe 145, UIBC 177, Glu 124, IgG/A/M 1508/506/104, PTINR 1.29, APTT 27.5s, Fib 206, フェリチン154.2, ANA 320倍(nucleolar), HCVAb−, HBsAg−, RPR−, Vit B_{12} 1070, 葉酸 5.2, Hpt 73（n 19〜170）．
骨髄穿刺（スメアのみ）：NCC 224000, MGK 80, M/E 1.41, 赤芽球系 macroblastic, 染色体 46, XX[20].
GIF：びらん性胃炎．CF：正常．
・06年2月 WBC 3100（Sg 38, Eo 1, Mo 10, Ly 48, My 3, 巨大血小板＋）, Hb 10.0, MCV 107.1, MCH 35.6, Plt 15.6万, Ret 20‰．

過去の資料からわかること

1）赤芽球に dysplasia があるが，この 8 ヵ月に大きな変化はない．
2）81 歳老婦人の心臓に負担となるほどの貧血はない．Hb 10.0.

基礎資料 3　身体所見

BT 36.9℃，BP 130/70 mmHg，PR 95/min.　❹　BW 43.0 kg.
結膜：貧血なし黄染なし．口腔内：粘膜正．❺❻
呼吸音：両側側胸部ごく軽度 coarse crackle．心音：不整，❼❽ 雑音なし．
腹部：平坦・軟・腸音亢進❾・圧痛なし・肝 2 横指触知硬度正．❾❿ 下腿浮腫＋－／＋－．脳神経：正．
DTRs：Bicep＋／＋　PTR＋／＋　ATR＋－／＋－　Babinski－／－．

の発言

❹ 脈拍の整・不整は？　心拍は不整だが．（→整脈だった記憶が……．）

❺ 頸静脈の怒張は？　胸骨角上体位何で何度？（→診ていません．）

❻ **上大静脈圧を知るよい方法**がある．自分の手を低く下ろして手背あたりを見なさい．怒張しているのが見えるはず．それからゆっくりと上へあげてゆきなさい．するとどこかで静脈が虚脱する．その位置と右心房の高さ距離が静脈圧．右心不全や脱水の軽快がこれで客観的にわかる．鎖骨下静脈にブロックあれば絶対値ではないが，軽減増悪の参考になる．

❼ いかに不整か？　regularly irregular?　irregularly irregular?（→この時は絶対性不整脈です．）

❽ **絶対性不整脈**は，調律が irregularly irregular の上に脈圧も irregular のものをいう．

❾ 腸音亢進とは？　肝の硬度正とは？（→軟式庭球ボールくらいです．）

❿ 肺肝境界は？　（→未検です．）

身体所見からわかること

1）心雑音はない．心疾患としては心房細動のみが見られる．
2）肝臓は下垂か腫大かわからない．

基礎資料4　検査所見

WBC 2800（Band 7, Sg 47, Eo 6, Ba 0, Mo 9, Ly 31）, Hb 10.1, MCV 111.1, MCH 36.1, MCHC 32.5, Plt 15.1万, TB 1.6, ALP 177, AST 33, ALT 22, LDH 303, γGT 57, CK 55, TP 7.3, Alb 3.8, BUN 8.5, Cr 0.40, UA 3.8, Na 140, K 3.8, Cl 107, Tcho 116, CRP 0.04, BS 133, TSH 3.330, FT$_4$ 1.45, FT$_3$ 3.20, Nt-proBNP 1788 pg/mg（n＜125）.
検尿：比重 1.010, pH 7.5, P＋−, G−, OB＋−, Uro N, Ket−, Bil−, RBC 1〜4, WBC 1〜2/5.
胸部XP：立位PA, 右胸水肺野1/4程度で葉間裂＋, 左CPA鈍で横隔膜辺縁不明瞭, 肺野正, 右肺動脈15 mm, 左肺動脈拡張なし, CTRは右胸水のため測定できず.
ECG：HR 100, Af, V1-2でf波明瞭, ⓫軸正, QRS narrow, ST-T 正.
UCG：EF 61.0%, asynergyなし, AoD/LAD 32/44 mm, IVSTd/PWTd 9.0/10.4 mm, moderate AR, mild MR, severe TR（max PG 48.0 mmHg）, IVC 14.2/4.7 mm, 心嚢水わずか, 左右胸水あり（rt＞lt）, A弁：三尖弁で弁輪に一部輝度増強あるが弁開放は良好.

⓫の発言
心房筋の肥大が示唆される.

検査所見からわかること

1）赤血球はよりmacrocytic hyperchromicとなってきたがHbは横這い. neutropeniaは変わらない.
2）TbilとLDHの軽度増量は鬱血肝だろう.
3）心疾患がある. AR, TRが明らか.
4）胸水が右に500 mL近くある.

プロブレムリスト
P88へ

Case 08　21歳男性

退院時症例

担当医	後期研修医
難易度	高尾山　富士山　エベレスト

基礎資料1　病歴

【主訴】発熱
【既往歴】なし
・輸血：なし　・常用薬：サルタノール®　・アレルギー：なし
【家族歴】兄—花粉症
【生活・社会歴】
職歴/職業：大学2年　3歳から水泳　・嗜好：飲酒一，喫煙一
【現病歴】
　幼少時より喘息，中学校までは時々点滴を受けることもあった．①
　3歳時より水泳．水泳前にはサルタノール®吸入しないと息苦しくなる．② 現在週3回午後5〜6km泳ぐ．
　先週，③ 友人が風邪，看病などしていた．
　○月17日咽頭痛少し．練習は通常通り．18日（日）は特に何も．19日朝は筋トレ，午後から泳ぐ．④
　この日から筋肉痛あり．21日朝練後はつらくて学校は休み．夕方37.2℃．22日38℃発熱あり近医受診して内服処方あり．21〜22日は全身が痛くて少し触れても痛かった．⑤
　23日の今日は少しまし．食欲あり，3食毎日食べていた．排便：毎日，本日は4回水様便．排尿：普通．⑥

カンファ主導者の発言

① 発作の契機は？　季節？　感染？　運動？（→担当医：尋ねてません．）

② 息苦しいとはどういう感覚？　喘鳴？　あるにせよないにせよ，水泳前だけ？（→尋ねてません．）

③ 何日に？　伝染したなら潜伏期を示す．（→尋ねてません．）

④ 普段どおりのメニューか？（→尋ねてません．）

⑤ 全身とは腕も足も？　触れても，とは？　皮膚に？　筋肉を圧すと？

⑥ 濃色尿は終始ない？　患者に確かめてあるか？　男子ならば見ているはずだ．そういえば濃かったことはないか？（→尋ねてません．）

病歴からわかること

1）小児期から気管支喘息あり．現在も，契機・誘因・程度不明だが，サルブタモール吸入で息苦しさ（？）を抑える．
2）風邪（？）に続いて全身筋肉痛．

基礎資料2　過去の資料

【過去の資料】⑦
　（＊＊．○.23）　AST 427，ALT 152，γGT 21，CRP 1.1

の発言

重要 ⑦
資料は常に出処と日付を明示せねばならない．

基礎資料3　身体所見

【生命徴候】体温：36.5℃　呼吸：静⑧
【一般】意識：清明　情緒：正　栄養：良
【四肢】浮腫：下腿・足背・背部（−）
関節：手・中手指・近指間・遠指間・股・膝・足・中足指・足指骨間・肘・肩　正，上下肢筋把握痛（＋）⑨
【リンパ節】頸部：乳突筋前・乳突筋後，耳介後，鎖骨上，腋窩不触
【眼】結膜貧血（−）黄染（−）　【甲状腺】正
【口腔】口唇正　粘膜正　舌正　歯正　扁桃正
【肺】呼吸音正　ラ音：なし　【心臓】心音：1・2音正
【腹部】平坦軟　腸音正　圧痛（−）　肝：触れず，肺肝境界未検⑩
脾臓不触
【神経】腱反射（右/左）：二頭筋（＋/＋），膝（＋/＋）
⑪

○○の発言

⑧ 脈拍・血圧 !!

⑨ 腕も足もだ．どの程度に？　躯幹つまり腹直筋，大胸筋や僧帽筋は？　筋骨逞しいはずだが，筋肉の腫脹は？

⑩ 肺肝境界は打診上ルーチン．

⑪ 身体所見の診察が簡略に過ぎて粗略ではないか．

身体所見からわかること

上肢下肢に筋肉痛．

基礎資料4　検査所見

TBil 0.3, AST 369, ALT 154, ALP 334, LDH 586, γGT 18, Amy 69, CK 12558
TP 6.9, Alb 4.4, BUN 10.0, Cr 0.70, Na 138, K 4.1, Cl 101, CRP 1.61, Glu 97
IgG 856, IgA 213, IgM 99
PT INR 1.03, APTT 34.1, Fib 309
WBC 3800（Seg 20, Eo 12.0, Ba 0, Mo 10.0, Ly 57.0, atyp-Ly 1）, Hb 15.4, MCV 87.6, MCH 28.5, Plt 21.7
検尿：比重 1.017, pH 5.5, P−, G−, OB−, Uro N, keton−, Bil−, RBC 1〜2, WBC−⑫
EBVVCA IgG 0.5, EBVVCA IgM 0.0, EBVBNA IgG 0.3, CMV IgG <2.0, CMV IgM 0.53
ECG：HR 60, sinus, 早期脱分極　胸部 XP：正⑬　腹部エコー：NP

○○の発言

⑫ この採尿はどういう条件下？　つまり補液前？　補液何 L 後？　解釈が違ってくる．

⑬ CTR？　アスリートである．

検査所見からわかること

1）筋肉の破壊がある．azotemia はない．
2）ウイルス感染を示唆する neutropenia と relative lymphocytosis．
3）軽度の好酸球増加がある．

プロブレムリスト **P91 へ**

Case 09　80歳男性

入院症例

担当医	初期研修医
難易度	高尾山　**富士山**　エベレスト

基礎資料1　病歴

【主訴】発熱
【既往症】
・胆管癌：膵頭十二指腸切除術（PD-Ⅲ）胆嚢摘出術（7年前/6月）
・不明熱：当院総合内科入院（3年前/8月）
【既存症】
・糖尿病（21年前より）：M院インスリン＋セイブル®
・高血圧症：M院
【アレルギー】なし
【家族歴】
父：糖尿病・高血圧・狭心症・心筋梗塞　息子（長男）：脳出血
【生活歴】
喫煙・飲酒なし　ADL：すべて自立
服薬はすべてご本人さん① の管理でご家族① は把握していない．
ペット：いない
【健診歴】本年M院：異常の指摘なし
【職業歴】食品会社で営業　定年退職後駐車場改札員
【現在の処方】セイブル®・ラシックス®・バイアスピリン®・リパクレオン®・ブロプレス®・ノボラピッド®30ミックス注ペンフィル朝6夕6・その他
【現病歴】（長女より聴取）②
　本年5/26 00：30 W市の息子が脳出血．自家用車を運転して娘（長女）と行く．
　5/27 04：30 にW市到着．その夜睡眠は2時間ほど．5/28 19：00 に帰宅．
　5/30・31 従兄経営のゴルフ場でボール拾いのアルバイト．6/2 従兄の車で再びW市の息子の家へ．
　6/5 09：00 にM院へ．午後に③ 患者の車が近くの駐車場に乗り上げているところを発見されて救急搬送された．話によると車の中は暖房でかなり熱かった．
（本人より）
　21年前頃に口渇で飲水多量．M院で糖尿病と診断．食事療法を指導されたが，あまり努力していない．インスリン注射開始の時期はわからない．最高体重60 kg以上．5年前から体重が落ちてきた．④
　眼科医院へ通院．本年3月の裸眼視力は0.9と0.7．最近の血糖は朝食前150〜250 mg/dL．朝・昼・夕食後は200前後．
　1年前から低血糖を起こす．⑤ 頭がクラクラするような感じ．冷汗をかく時もある．意識は大丈夫．その時血糖100 mg/dL以下．家庭菜園で仕事をしている時に多い．⑥ ブドウ糖を持ち歩いている．

▶次ページへ続く

カンファ主導者の発言

① 科学論文である診療記録に社交尊敬語は異様．

② このように資料出処を明記する．

③ 何時に発見？　朝食昼食は食べたか？　インスリンは？　失禁は？（→担当医：聞いてないです．）

④ 体重減少の理由を本人はどう考えているか？（→聞いてません．）

⑤ どの時間帯で？　食事摂取との関係は？　頻度は？　空腹感は？　動悸？　指の震え？（→尋ねてません．）

⑥ 菜園労働中に自己血糖測定するのか？（→尋ねてないです．）

食事は妻が管理．全体的に野菜が少なく塩味濃い．最近摂食量が減った気がするが間食は多い．1日の総カロリーは1600～1800 kcalくらいか．毎朝に秋刀魚・ご飯・味噌汁．昼・夜はいろいろ．おやつは貰い物．甘い物は好き．

高血圧は毎回指摘される．内服開始時期は覚えていない．普段はBP 150 前後．

いつからか尿が近く感じる．3 年前 3 月に当院 A 科で薬剤治療を開始．尿はすぐ出始める．排尿の切れは悪い．残尿感は少しある．夜間の尿意は平均 2 回，漏らすことがあるため枕元に尿瓶を置く．

2 年前頃から下肢の浮腫．❼ 昨年 3 月当院 B 科で大動脈弁狭窄症を指摘．本年 2 月に心不全で入院勧められたことがある．

ゴルフ場は天然芝．ボール拾い中に座ったり寝ころんだりしない．当院搬送 1 週間前に歯医者で入れ歯合わせ．歯周病とは言われていない．

6/3 より悪寒．下痢・嘔吐・咳なし．

6/5 は 09：00 から M 院で受付済ませ買い物に．13：30 頃に診察．その後昼食，天ぷらうどんを 1 杯．5 分かけてゴルフ場へ．最近調子が悪いためアルバイトを休むと告げる．その後悪寒・戦慄❽が現れ，寒かったので暖房をつけ 20 分ほど温まっていた．車を走らせた後のことは記憶がない．❾気がつけば当院救急外来にいた．❿

❼ 浮腫はどういう時に？　日内変化？　運動後に？（→😊運動した日は浮腫はありません．）

❽ 戦慄は実演してもらったか？　何度か戦慄があったか？（→😊手足をガタガタさせました．何度かありました．）

❾ 何時に発見されたのか？　それで意識がなかった時間がわかる．（→😊尋ねてません．）

重要 ❿
問診は問うて診断すること．患者の言うことの聞き写しではない．（→😊尋問されてるようだ，と患者が言いました．）ぶっきらぼうなアンケート調査ではない．相手の位置になって患者とともに記憶をたどる．優れた実力者の問診に同席して学ぶこと．

病歴からわかること

1) 高齢者では記憶が曖昧だったり覚えがなかったりは当然のこと．
・食事には気を配らないが自己測定はしている．自己努力はイヤだが医師や薬には要求多いタイプ？　高齢者なら努力の気が失せるのも自然なこと．
2) 1 年来低血糖らしき症状が起こる．契機その他不明．
・今回の意識の消失エピソードは低血糖ではなかった．悪寒戦慄の後に意識消失一過性．
3) 前立腺腫大が有症的．運動日に軽減する浮腫は心不全ではない．

基礎資料 2　過去の資料

【当院 C 内科入院カルテ：11 年前 5 月】
5/15 近医受診：T. Bil 5.3，ALT 416，ALP 1250，WBC 13700，CRP 7.0
5/16 エコー：肝内胆管拡張（＋）胆嚢壁肥厚（＋）　緊急入院
【D 外科：11 年前 5 月】
手術：膵頭十二指腸切除術（PD-Ⅲ）・胆嚢摘出術
手術所見：胆嚢は高度に萎縮．mixed stone 1 個．
病理診断：cancer of the extrahepatic bile duct, tub1, grossly nodular-expansive type（stageⅡ）
cholecystolithiasis with chronic cholecystitis, so-called porcelain gallbladder

▶次ページへ続く

術後経過：術後皮下膿瘍は洗浄にて軽快　術後フォローの胸腹部CT：明らかな再発転移所見なし
【当院A科：3年前3月】
IPSS 24，PSA 3.2
[骨盤エコー]
〈腎臓右〉大きさ：98×64 mm，表面：不整，腎盂拡張：（−）cyst 散在 max φ70 mm
〈腎臓左〉大きさ：90×56 mm，表面：不整，腎盂拡張：（−）cyst 散在 max φ19 mm
〈膀胱〉壁不整（−）
〈前立腺〉40×63×46 mm，内部 SE（＋）
【当院B科：本年2/26】
[chest XP] CTR 53.7%，CPA blt-dull，lung field：肺門部血管影が目立つ
[ECG] HR 83 bpm, sinus, BBB（−）, mild electrical LVH, no remarkable ST-T change
[UCG] LVEF 73.8%, LV contraction：normal, asynergy（−）, LVDd/Ds 39.4/22.8 mm, IVS/PW 13.6/12.5 mm, AoD/LAD 31.5/33.8 mm, LVH（＋）, LV dilatation（−）
valve：moderate AR（＋）, moderate-severe AS（＋）/V_{max} 3.2 m/s, max PG 41.2 mmHg, trivial MR（＋）, MS（−）; MVA 2.34 cm^2（PHT）, trivial TR（＋）, PR（−）, E 1.1 m/s, A 1.5 m/s, E/A 0.7, DcT 392 ms, E/e′＝28.4, IVC 12.4 mm, pericardial effusion（−）, pleural effusion（＋）
[胸部CT]
両側胸水貯留．大動脈や僧帽弁・大動脈の石灰化．
肺野は明らかな浸潤影ははっきりしないが，血管影は目立つ．
【E科：昨年5/14・5/28・6/11】
[甲状腺エコー昨年5/16]
内部均一・表面整・血流亢進（−）腫大（−）
5/28：抗 TPO-Ab 8，抗サイログロブリン抗体 13.
6/11：ACTH 25.3，コルチゾール 6.8，⑪ TSH 22.0，Free T_4 0.770，Free T_3 1.900 ⑫

	本年/2/13	−/2/26	−/5/14	−/6/09
HbA1c（JDS）	6.1	6.2	6.5	6.8

⑪ の発言

この高齢年金生活者に網羅検査（2013 年：ACTH 2200＋コルチゾール 1400＝3600 円の検査費用）は意味があっただろうか．

⑫

biochemical hypothyroid.

過去の資料からわかること

1）胆管癌は治癒（膵頭十二指腸切除術）．
2）ASR で心筋は肥大し拡張障害がある．前立腺は肥大症で癌の徴候はない．

基礎資料3　身体所見

【来院時身体所見】
身長：155 cm　体重：53 kg
SpO$_2$：93%（room air）　RR：22/分 ⑬　BT 39.4℃　BP：151/62 mmHg
HR：103/分 ⑭
全身状態：けだるそう　姿勢：側臥位　栄養：良好　情動：安定
結膜：充血（−）貧血（+）黄染（−）
咽頭：発赤（−）扁桃腫大（−）白苔（−）
頸部：リンパ節腫脹（−）血管雑音（−）⑮
心音：整，心尖部を最強点とした収縮期雑音（Levine 2～3 程度）⑯ ⑰
呼吸音：清，ラ音（−）
腹部：平坦，腸蠕動音正常，⑱軟，腫瘤（−）
　　　右季肋部に軽度圧痛　Murphy（−）McBurney（−）右 CVA
　　　叩打痛（−）
　　　肝・脾叩打痛なし　肺肝境界第5肋間
四肢：冷感（−）
発疹（−）ツルゴール（−）⑲
下腿：両側に pitting edema

[神経学的所見]
〈脳神経所見〉
Ⅲ Ⅳ Ⅵ：瞳孔 3/3（対光 + / +）眼球運動障害（−）複視（−）
Ⅴ：顔面知覚左右差（−）⑳
Ⅶ：額しわ寄せ・睫毛徴候・鼻唇溝左右差（−）
Ⅷ：聴覚左右差（−）⑳ 耳鳴り（−）めまい（−）
Ⅸ Ⅹ：咽頭下垂変位（−）
Ⅺ：左右に回旋可能
Ⅻ：舌前方運動　偏位（− / −）
上肢 Barre（−）下肢 Barre（−）指鼻試験（−）手回内回外試験（−）
四肢の感覚 ㉑ 左右差（−）⑳
〈深部感覚〉手背（+ / +）脛骨内果（+ / +）㉒
〈腱反射〉
下顎反射（±）上腕二頭筋（±）上腕三頭筋（±）橈骨（±）膝蓋腱（±）アキレス腱（±）

の発言

⑬ 呼吸は1分間実測したのか？　モニターの転記なら，そう表記せねばならない．

⑭ HR と PR は別物．脈拍を観察もせずにモニター心拍だけしか目に留めていない．心拍と脈拍の解離の例を列挙しなさい．

⑮ 頸動脈をいかに聴診したか？［→😐……（無言）．］

Fight!

⑯ L2～3 程度とは，Levine 分類を正しく知らないままに述べている．

⑰ AR の拡張期高調性灌水雑音（シャーと聞こえる）は前屈位，寝たままの人なら左側臥半座位で聞こえやすい．

⑱ 腸蠕動音正常の基準は？　基準なくては判断できない．

⑲ 老人では手背のツルゴールは生理的に低下している．胸腹で観察する．

⑳ 左右差なく消失か過敏か正常か？　そもそも感覚の種類を全部テストして言っているのか？［→😐……（無言）．］

Fight!

㉑ 四肢の感覚は脳神経所見か？
〈知覚〉表在覚・深部覚．

㉒ 振動覚か位置覚か？（→😀 振動覚です．）

身体所見からわかること

1) 発熱と頻呼吸．呼吸器に異常所見なし．
2) 心臓・神経診察所見は総じて信が置けない．

基礎資料4　検査所見

（本年6/6）
【血ガス】pH 7.486, pCO₂ 33.3, pO₂ 71.3, HCO₃⁻ 24.6, BE 1.3, SaO₂ 91.2, Lactate 21.2
【生化】TP 5.5 g/dL, Alb 2.3 g/dL, TBil 0.7 mg/dL, AST 62 U/L, ALT（GPT）37 U/L, LDH 246 U/L, ALP 665 U/L, γ-GTP 162 U/L, ChE 92 U/L, CK 315 U/L, AMY 17 U/L, NH₃ 54 μg/dL, UA 8.8 mg/dL, BUN 27 mg/dL, Cre 1.43 mg/dL, Na 133 mEq/L, K 4.1 mEq/L, Cl 102 mEq/L, Ca 7.5 mg/dL, IP 2.2 mg/dL, 血中浸透圧 297 mOsm/L, 血糖 432 mg/dL, CRP 9.4 mg/dL, BNP 342.6 pg/mL
　　インフルエンザ A（－）B（－）
【血算】WBC 8600/μL（Ba 0.1%, Eo 0.2, N 93.1, Mo 0.9, Ly 5.7）, RBC 253/μL, Hb 7.5 g/dL, Ht 22.1%, Plt 10.8/μL
【凝固】PT-INR 1.17, APTT 42.8秒, Fib 393 mg/dL, FDP 9.4 μg/mL, d-dimer 5.1 μg/mL
【検尿定性】混濁（1＋）, 比重 1.015, pH 5.5, P（2＋）, S（2＋）, ケトン体（－）, OB（2＋）, U（±）, Bil（－）
【尿沈渣】RBC 20～29, ㉓　WBC 5～9　円柱（－）細菌（－）
[胸部XP（A→P）]
CTR：50%, CPA：sharp, 肺野浸潤影：肺門部付近に 浸潤影㉔ あり
[ECG]㉕
HR：102/分　洞調律　軸偏位なし　QRS：狭　移行帯：V3～V4　ST変化なし　QT延長なし　T波：異常なし
[胸腹部CT]㉖　両側下葉肺底部に透過性低下あり　大動脈弓・大動脈弁に著明な石灰化あり　右腎嚢胞あり

☺の発言

㉓ 変形赤血球は？

🆖 ㉔ 浸潤影という"所見記述"不可．XP所見は形状である．部位・サイズ・形・辺縁・濃度を述べよ．漫然と用語に頼るから誤る．
（読影）異常影はない．

㉕ 系統的に計測すること．APC＋，LVH＋，ST-T strain patternである．

Fight! ㉖ 系統的に読影せよ．解剖と放射線テキストを置いて学習せよ．
（読影）食道・胃正．十二指腸同定困難．肝臓右葉一部にうっすらと低吸収様の領域＋．aerobilia＋．胆嚢同定不能．膵臓体尾部明瞭．脾臓□cm．腎臓右 9.5 cm／左 9.5 cm．右腎杯小結石＋左腎盂下尿管結石＋．副腎左右明瞭正．大動脈壁石灰＋．腹腔動脈石灰＋上腸間膜動脈石灰＋腎動脈左右石灰＋総腸骨動脈左右石灰＋．A弁に石灰＋．下大静脈正常径．小腸大腸ガス多．肺の陰影は散布性の顆粒影である．

💡 検査所見からわかること

1）強い動脈硬化症．A弁に石灰像．肺に異常所見なし．
2）高血糖あるがケトーシスなし．低Alb血症がある．血液濃縮なき軽度高窒素血症．両腎結石があって赤血球尿．Hb 7.5で正球性貧血．
3）高ALP血症とaerobilia．
4）発熱2日目でCRP 9.4・WBC 8600（N 93.1％左方移動不明）．

➡ プロブレムリスト P94 へ

Case 10　58歳女性

入院症例

担当医：後期研修医
難易度：富士山

基礎資料1　病歴

【主訴】足が動かしにくい・歩きにくい ①
【現病歴】（本人より聴取）
　5年前まで会社で値札をつける事務仕事．年に1回の健診で異常なし．
　40歳（18年前）時に，ジョギングしていて突然左足の膝より下の部分にしびれを感じた．腰痛なく足も普通に動かせた．翌日も治らずA外科でX線で腰椎すべり症と言われた．手術せずに牽引リハビリ，コルセット，鎮痛剤で様子を見た．しびれは今も残っているが，日常生活では困らない．②
　1年くらいリハビリをしたが変わらないので通院をやめた．
　10年前，知人の脳出血で心配になり健康保健センターで血圧を測定，いつも140くらい．B医院で，食事と運動とで1〜2ヵ月様子を見たが血圧は変わらなかった．一番軽い薬の内服を開始．月1回の通院で血圧は大体120/70〜80くらい．器具もなかったので自宅で測定はしなかった．
　7〜8年前くらいから，歩いていると何となくバランスが悪い感じ．ふらつきや眩暈はないが，足が地面に引っかかってつまずくような感じがあった．足が上がりにくくはなかった．③だが，平らな地面でも前に倒れるように転ぶことも時々あった．④
　右足の方が引っかかる感じが強かった気がする．運転時に右足でアクセルやブレーキを踏むのに少し自信がない感じがしていた．踏むことは問題ないが，力の入れ具合がわかりにくい．左足もクラッチを強く踏めずに力が入らない⑤感じがしていた．生活上運転は必要でずっとしていた．事故は起こしていない．他には，靴を履く時に立ったままではうまく履けなくなった．座らないと足の先が靴の中に入っていかない．⑥
　腿の上げにくさや膝の曲がりにくさは感じたことはない．⑦
　階段も特に足が引っかかることなく上れたが，おかしいとは思ったので当院のV外科の外来に行った．おそらく腰のせいだと手術を勧められたが決めきれず悩みながら外来に通った．
　歩行や運転が不安だったので，血圧のかかりつけをより近いC医院に替えた．その頃から脂肪の値も高いと言われて，その薬も飲むようになった．月に1回通院．特に大きな問題はなかった．
　5年前頃から転ぶ回数が増えた．歩いている時に左足を地面につく際によく足をひねって捻挫をした．腰のせいだと思っていたので，そのままV科通院でよくなってほしいと思っていた．

▶次ページへ続く

カンファ主導者の発言

Good! ①
"脱力"などと翻訳しない具体的記述が人のありさまをまざまざと伝える．

② 18年間もピリピリ？　触れると異常感覚か？どうであれ，この長きにわたって日常支障もないのであれば問題となる病気ではない．

③ 腿上げに支障はないようだ．

④ つまずくのか？　足首の背屈難？

⑤ つまり足首の底屈の力が入らない．

⑥ 足首の底背屈しにくいのだ！

⑦ 近位筋群に脱力はなさそうだ．

4年前に，そんな生活をしている中，いつものように左足をひねって右向きに転んだことがあった．右足の外くるぶしを骨折．手術せず，ギブスを1ヵ月巻いた後リハビリを続けて右足はよくなったが，歩きにくさはひどくなった．支えがないと足が前に出にくく転びそうで極端に悪くなったと感じたので，歩くときには杖を使用した．特に外出する時は靴を履くので，つまずきやすく踏ん張りにくい．サンダルは怖いので履かなくなった．家の中では裸足なので杖は使わなかった．風呂をまたぐのは問題なかった．❽ 階段の上り下りは足自体は上がるのだが力を入れた時に両膝（特に左）に痛み❾を感じるようになったので，すごく急な家の階段は這って上り下りした．❿ 普通の階段は手すりがあれば問題なく上下行できた．この骨折の時から仕事ができなくなった．

　2～3年前頃に町の肺癌検診で，胃の腫瘍みたいなものがあると言われて当院のW内科を受診．胃の外側に腫瘍があるが悪性ではなく，手術の必要ない，と説明を受けた．それからは半年に一度MRIを撮影．大きさも変わらず症状もなく問題ないと．この時の採血でCKという値が3倍くらい高い．前の日に運動したせいかも，と言われて，かかりつけで相談するようにと言われた．

　2年前，通院中のV外科で「手術はタイミング」「これ以上ひどくならないように」と手術を勧められており，症状が続いていたので手術することを決心した．⓫ 手術後は症状はひどくもよくもならなかった．

　昨年，かかりつけのC医院で心電図などいろいろ調べて当院X内科にかかることになった．超音波や採血で特に問題ないと言われた．CKは脂肪を下げる薬のせいかもと言われて薬をやめた．だが，その後も採血をするとCKは高いまま．他の採血の結果で，膠原病の疑いがあると言われて，当院のY内科の外来を受診．足のMRIを撮ったところ，筋肉が脂肪に変わっていて，それは筋肉に炎症が起きていたせいだと説明を受けた．⓫ 今回は筋肉を取って調べるために本年7月19日にY内科へ入院することになった．

【生活歴】
排便：1～2回/日，量少なめ，下痢は週に1回くらい，色は茶色
排尿：5回/日，排尿時痛なし，残尿感なし，夜間頻尿なし，色は黄色，泡立ちなし
睡眠：23時就寝，6時半起床　入眠に約1時間かかる　熟睡感あり
食欲：旺盛，間食はあまりしない，変わりなく10割摂取
　　　朝：パン，昼は適当に，夜：煮物が多い，あとは野菜中心
月経：49歳で閉経，周期は28日で整，量は多くない，生理⓬ 痛もひどくなかった
出産：長男の時に妊娠中毒症，出産には問題なし　自然分娩のみ
身長：161 cm
体重：69 kg，現在が人生での最高体重，7年前まで約57 kg
never-smoker，アルコール：毎日飲む，ビール350 mL
allergy：なし（食品・薬ともに）
健康食品：なし
【社会歴】
夫，長男との3人暮らし
夫：63歳，"肝機能"が悪く月に1回通院中

▶次ページへ続く

❽ 杖をつくほど日常に支障があるのに，それでも近位筋群には問題はなかったということ．

❾ OAの発症？？

❿ 膝をついて四つ這いにはなれる．上肢と大腿筋群は脱力を免れている．

⓫ 日常生活が困難になってくる中，この人は自分の前に来た医師をずっと信じ続けた．
他にどうする道が患者にあるのだろう？
一人の医師は全医師を代表して患者の前にいることがわかるだろう．

⓬ 月経．"生理"は巷間俗語，医師が使用する用語ではない．

```
長男：35歳，未婚，特に病気なし
次男：32歳，既婚，T市在住，特に病気なし，孫いない
出身：N市生まれ　父はR市，母はG市の生まれ
職業：前記　健診：前記
家族歴：父―腰椎すべり症
【既往歴】腰椎すべり症（術後）
【既存症】高血圧症，高脂血症，胃粘膜下腫瘍⑬
【内服薬】カルブロック®（16）1T，ディオバン®（80）1T，フスコデ®
【ADL】歩行：屋外で杖歩行，後は自立
```

⑬ 粘膜下"腫瘍"！（後述⑰⑳）

病歴からわかること

Excellent!
1) 美しい病歴！　この人の毎日がかなしいばかりに目に浮かぶ．独力でこれだけの病歴が作成できれば申し分ない．
2) 一切の出来事は患者の生活の中で起こる．何であれ実際に起こったことは，ひとつひとつ具体的に記述できるはず．適切に質問することによって出来事を患者の記憶の中から呼び起こして，経時的に（ものごとは経時的にしか起こらない）**記録映画を言葉に置き換えたように記述する**．
3) 優れた病歴はさまざまな事実を伝える．この現病歴から次のことが明瞭．
   a) 脱力は7，8年前に始まって緩徐に，寛解することなく直線的に進行して悪化の一途をたどってきた．4年前頃から日常の動作作業に支障するほどになった．
   b) 脱力は下肢遠位筋にあり上腿と上肢手指は脱力を免れている（腿上げ・膝曲げできる．四つ這い可能）．
   c) 感覚障害はない．
   d) 感覚障害（？）があった"腰椎すべり症"が10年ののちに脱力だけを主徴としてa) のような障害の因となることは考えられない．"腰椎すべり症"とは無縁の別疾患である．

基礎資料2　過去の資料⑭⑮

```
【当院V外科外来カルテ】（コピー・ペースト略）⑭
【当院W内科外来カルテ】
・2年前11月（C医院から紹介受診）
#1 胃粘膜下腫瘍の疑い　#2 HL　#3 HT
[肺癌検診] 腹部CT：左腎頭側，脾臓の内側に辺縁平滑で境界明瞭な2.2cm大の腫瘤．インクレCT：胃底部下端と連続する境界明瞭で辺縁平滑な22×15mm大の腫瘤（造影効果−）．囊胞病変の疑い．腫瘍マーカー：CEA 1.2・CA19-9 7．
【当院X内科外来カルテ】
・昨年6月（C医院から紹介受診）
#1 虚血性心疾患⑯
　　　　　　　　　　　　　　▶次ページへ続く
```

○○の発言

Fight! ⑭ 基礎資料としての過去の資料は，資料のコピー・ペーストではいけない．それなら事務員でもできる．**価値ある情報を簡潔に抜き出したものが基礎資料の過去の資料．**主治医としての作業である．

⑮ 美しい現病歴と杜撰な過去の資料整理との落差が著しい．

⑯ "虚血性心疾患"は疾患の性質に言及したが疾患そのものを言ってはいない．ischemic cardiomyopathy，心筋梗塞，狭心症では臨床事態は全く違う．

#2 HL　#3 HT　#4 胃粘膜下腫瘍⑰

　　自覚症状なし．ECG：過去と比較して軽度 ST 変化（杖歩行で TMT・ダブルマスター負荷心電図はできない）．UCG：motion good．CK 850（MB 17.6）・TnT ＜0.01．プラメバン® 内服中．
・本年 3 月 11 日
　　CK 1300．高脂血症薬中止中．今後 Y 内科受診のこと．

【当院 Y 内科カルテ】⑱
・本年 4 月 18 日
#1 高 CK 血症　#2 皮膚筋炎？　多発性筋炎？　MCTD？⑲　#3 高血圧症　#4 脂質代謝異常症　#5 胃粘膜下腫瘍⑳
　　自覚症状なし，レイノーなし，紅斑なし．MMT：左大腿屈筋 4↓，足関節底屈 4/4，背屈 4−/3．
　　CK 506（MM 優位），TSH 2.5，fT$_3$ 2.76，fT$_4$ 1.05，補体低下なし，CRP 0.1，ANA 80 倍（homogenerous 型），RNP（−），Jo-1（−），SS-A（−），ESR 20 mm/h．
　　遠位筋優位の筋炎？　多発性筋炎，封入体性筋炎，サルコイドシス，ウイルス性筋炎の遅延，などが鑑別に，㉑ MRI や筋生検で精査進める．
　　Labo Data：2 年前年 3 月〜本年 5 月
　　尿：WBC 0〜20-29/HPF　細菌も＋〜−　リン酸塩＋
　　CBC：WBC 5000〜8000（手術後に WBC 11000〜13000・分画異常なし），Hb 12〜14 台（手術後より 9〜10 程度）・Plt 20 万台
　　凝固：APTT 27〜28，PT 比 0.9〜1.0
　　生化学：LDH 200〜400・CK 500〜1400・T-Cho 230 台程度と持続．
　[画像検査]
　〈大腿 MRI：本年 7 月 5 日〉
　　臀部：筋萎縮なし・筋内 intensity の増減なし
　　大腿：後面ハムストリングスに筋の径低下・T1WI＋T2WI 両方で筋に HIA あり・SPIR では HIA なし
　〈下腿 MRI：本年 5 月 28 日〉
　　下腿：両側（左＞右，前面＜後面）の筋内に T1WI＋T2WI 両方で筋に HIA あり・SPIR で左に軽度 HIA㉒
　〈胸部単純 XP：本年 7 月 5 日〉（P→A 立位）
　　rotation（−）　横隔膜：右第 10 肋骨・左第 10 肋骨（背側で計測）　CTR 54％　両 CPA sharp　肺野 clear　上行大動脈石灰なし　胃泡：あり　胸郭軟部組織陰影肥厚なし
　〈ECG〉
　　HR 70 regular　軸：正　移行帯：V1/2　P 波：正　PQ 間隔：正　QRS 幅：狭　ST-T：異常なし　QT 延長（−）

💡 過去の資料からわかること

1）脱力の病歴を資料は裏づけている．
2）胃粘膜下腫瘤は良性の腫瘤．
3）下肢筋は萎縮し脂肪織浸潤がある．

NG ⑰ いつの間にか"腫瘍の疑い"が"腫瘍"になった．このような不注意は，高じれば赤子や手術の取り違えになる．

重要 ⑱ プロブレムリストは患者の病気リストであって継続する診療の枠組みである．場当たりリストであってはならない．

⑲ "？"は病名ではない．患者の病気だから病名は事実でなければならない．

⑳ Y 内科も直前の X 内科カルテそのままに胃の腫瘍．過去の資料（2 年前に C 医院は"疑い"，自院も"囊胞病変の疑い"）を調べなかった．患者はこのままでは腫瘍として扱われてしまう．相手の言を選択採用したら，それは自分の決定と等しい管理責任である．

重要 ㉑ 「脱力＋CK 高値」というキーワードのワンパターン診療．現病歴にある現実とそれから導かれる a) b) c) という"この人"の"この病気"を見知らねばならない．基礎資料（問診病歴・身体所見・さらに検査）を正しく収集して正しく解釈できないと頼るのがマニュアルだけになる．

㉒ 脂肪シグナルは萎縮した筋組織に置き換わる脂肪織浸潤を示唆．

基礎資料3　身体所見

(病棟：7/18　第1病日)
生命徴候
　血圧：臥位　右上腕 119/78 mmHg　脈拍：75 整　体温：36.0℃
　一般：身長 161 cm　体重 68 kg　標準体重 57 kg　最高体重 68 kg
　(現在)　BMI 26.2
身体活動度【○無症状　軽作業可　臥床50%以内　50%以上　臥床終日】
表情【○正常　倦怠　疲弊　苦悶】
栄養【正常　やせ　○肥満　悪液質】
姿勢【○正常　静臥　緊張(頸部～上肢)　弛緩(下肢)　多動】
呼気臭【○正常　尿臭　肝臭　アセトン臭　酒臭】
年齢比較【若く　老けて　○相応に】見える
皮膚：乾燥　○湿潤　粗い　○細かい　発汗　張り　チアノーゼ
　爪毛　紫斑　血管拡張　発疹
　瘢痕：右下腹部
リンパ節：下記リンパ節を不触
　頸(耳介前　耳介後　後頸下　後頸　頤下　顎下　前頸　鎖骨上)　腋窩　肘　鼠径
頭蓋：外傷(−)　血管雑音(−)　腫瘤(−)
眼：眼瞼結膜蒼白(−)　眼球結膜黄染(−)　角膜　強膜　眼瞼浮腫(−)　眼球突出(−)
　眉毛あり
耳：下記異常所見(−)　耳介(外耳道　鼓膜)
口鼻咽頭：口唇　粘膜乾燥(−)　歯は自分の歯　清潔保持　舌乾燥(−)　扁桃腫大(−)
　咽頭(鼻腔　副鼻腔)
頸：腫瘤(−)　甲状腺不触　唾液腺腫大(−)　頸動脈雑音(−)　気管偏位(−)
乳房：腫瘤(−)　分泌物(−)　乳頭腫大(−)
胸部：呼吸【○正　浅　深】異常呼吸(−)　胸郭変形(−)
　呼吸補助筋の使用(胸鎖乳突筋・斜角筋)(−)　打診【○正　濁　鼓】
　聴診　肺胞呼吸音【○正　弱　強　粗】ラ音(−)
　気管支呼吸音・音声振盪・喘鳴・強膜摩擦音(−)
循環系：外頸静脈怒脹・内頸静脈拍動　胸骨角上2cm，呼吸性変動あり
心尖拍動：第5肋間，鎖骨中線より0cm
心濁音界：未検　右縁【右縁・胸骨・左縁】　左縁【鎖中・前腋・中腋】
　1・2音：正　3・4音(−)　雑音(−)　心膜摩擦音(−)
末梢動脈拍動：左右差なく良好

	頸	上腕	橈骨	大動脈	大腿	膝窩	足背	後脛骨
左	+	+	+		+	+	+	+
右	+	+	+		+	+	+	+

▶次ページへ続く

の発言

Good! 23
このように系統的に全身の所見を詳らかにしよう！　部分だけで済ます癖は大成の阻害因.

24
唾液腺は触知できたのか？　甲状腺は不触と言っているが.

25
体位は？

26
心尖拍動：K3-5 (kinetocardiogram の表記).

四肢：浮腫（−） 発赤（−） 出血（−） ○両下腿内側に静脈瘤あり 把握痛（−） 発赤・腫脹（−） 色素沈着あり ばち状指（−） チアノーゼ（−） 冷感（−）
腹部：腹壁【平坦 ○膨隆 陥凹】 瘢痕（−） 静脈怒脹（−） ヘルニア（−） 蠕動波（−）
　腸音【○正 欠如 軽度減少 軽度亢進 金属音】 血管雑音（−） 圧痛（−）
　肋骨脊椎角・叩打痛（−） 肥満あり 鼓腸・腹水・腫瘤・反動痛・筋性防御（−）

肺肝境界㉗：第6肋間 縦径6cm 季肋下0cm, トラウベ三角：鼓音

直腸：未検㉘ 痔核 腫瘤 括約筋 前立腺 子宮 付属器 圧痛 出血 便性状 潜血

外陰：未検㉘

関節：圧痛なし，腫脹なし，疼痛なし，発赤なし，ROM制限なし
　指 手 肘 肩 股 膝 足：両側（左＞右）で可動性増加（特に左足内反）
　脊椎：腰椎前弯増大，脊椎叩打痛・可動時痛なし

神経系
　意識レベル【○正常 1 2 3 10 20 30 100 200 300】
　失禁：なし
　知力：良好
　見当識障害：なし
　記憶：良好　不穏なし
　言語：構語障害なし，発語良好，失語なし

脳神経
　Ⅰ　嗅覚：問題なし
　Ⅱ　視力：問題なし　視野障害なし　眼底：未検㉘
　Ⅲ Ⅳ Ⅵ　瞳孔（右3.0 左3.0）対光反射＋/＋, rapid 眼瞼下垂なし, 偏視なし
　眼球運動：良好
　Ⅴ　第1・2・3枝：異常所見なし　角膜反射：有　咬筋：収縮良好
　Ⅶ　異常所見なし
　Ⅷ　聴力 良好, 左右差なし, リンネ・ウェーバー：未施行㉘
　Ⅸ Ⅹ　構音：良好　口蓋垂：正中　嚥下：良好　咽頭反射：良好
　Ⅺ　胸鎖乳突筋　僧帽筋：萎縮・腫大なし
　Ⅻ　舌偏位なし　萎縮なし　線維束攣縮なし，舌突出良好
　知覚：表在覚（痛覚・触覚）は異常なし
　　　　深部覚（位置覚・深部覚）は異常なし
　運動：筋力㉙
　　上肢：すべて5/5
　　下肢：股関節屈曲・伸展・外転・外旋・内旋：5/5，内転：5/4＋↓
　　膝関節屈曲：5/4↓，伸展：5/5
　　足関節底屈：4/4↓，背屈：3＋↓/2（代償運動：内反しながらつま先が上がる）
　　筋萎縮：両前脛骨筋＋長母趾伸筋＋長趾伸筋の萎縮（右＜左）

▶次ページへ続く

重要 ㉗
肝濁音界上縁の位置を深吸気と深呼気で比べなさい．
正常では1肋間上下する．上下しなければ横隔膜の麻痺か，動きを妨げる何かがある．

㉘
印刷されてある新入院の診察項目に未検・未施行とあれば，その項目は観察されなかったとはっきりわかる．自分もまた観察していないことを知っていることが大事．

㉙
病歴の症状と身体所見がピッタリ符合している．まさにここだけに病変がある．

筋トーヌス：低下（足関節周囲）
不随意運動なし　線維束攣縮なし
協調：指鼻・手回内・回外：異常なし，安静時振戦なし　膝踵：未検[28]　Romberg：未検[28]
歩行：やや前かがみ　すり足歩行　歩幅減少
髄膜刺激徴候：項部硬直なし　ケルニッヒ：陰性
反射

	下顎	二頭筋	橈骨	三頭筋	尺骨	ワルテンベルグ	膝	踵	バビンスキー
左		+	+	+			±	±	−
右		+	+	+			±	±	−

💡 身体所見からわかること

1) 身体所見も病歴を裏づける．下肢は両側遠位筋の脱力．左側は一部近位筋群にも及ぶ．上肢は近位も手指にも脱力なし．感覚障害なし．脳神経障害なし．
2) 神経・筋システムの他には異常がない．

基礎資料4　入院時検査

Labo Data：本年 7 月 5 日
　総蛋白 7.6, Alb 4.4, 蛋白分画（Alb 59.0％, γGl 19.6％）, ESR 20 mm（60 min）, CRP 0.09
　IgG 1617, IgA 217, IgM 88, ANA（±）×88 diffuse, 抗 RNP 抗体−, 抗 SS-A/RO 抗体−, 抗 JO-I 抗体−
　抗 SS-DNAIG 26, 抗 DS-DNAIG <10
　CK 647（MM 98％）, ALT 18, ALP 211, LDH 327, γGTP 15, BUN 18.6, CRN 0.64, Na 143, K 3.9, Cl 108, Hb 13.5, MCV 87.2, WBC 8200（N 57.2％, Ba 0.5, Eo 1.2, Ly 36.2, Mo 4.9）[30]

の発言

重要[30]　血小板数？　**血算は赤血球・白血球・血小板の三者でワンセット．**

💡 入院時検査からわかること

CK は変動している．軽度の高 γGl 血症がある（γGl 1.49 g/dL）．

プロブレムリスト
P97 へ

Case 11 入院症例　39歳女性

担当医：内科学内科医
難易度：エベレスト

基礎資料1　病歴

【主訴】発熱
【既往症】なし
【家族歴】父：肺気腫で死亡，母：交通事故後の輸血原因でC型肝炎・昔から鼻出血❶多く，年に数回鼻出血止まらないため救急要請
【内服】常用薬：なし　【アレルギー】なし
【生活・社会像】飲酒：機会飲酒，喫煙：なし，同居家族：夫・子供2人（5歳，8歳），出身地：T市
【現病歴】
　生来健康．もともとむくみやすく，夕方むくむことは常．
　9月下旬頃に膀胱炎症状あり，尿意あるが少ししか出ず残尿感，すぐに尿意出現❷．
　今は膀胱炎症状ない．9/28 夕悪寒あり．熱を測ると38.5℃．翌朝には36℃まで解熱，午後にかけて39℃近くの発熱あった．10/1 午前中，仕事中字も書けないくらい❸の震えと悪寒，40℃の発熱あり近医受診．抗生物質とロキソニン®もらった．ロキソニン®もらうと熱は下がるがきれると再度発熱．連日38℃台の発熱あり．
　9/28 夕頃から右側腹部の違和感あり．特に気になるようになったのは10/1以降．息を吸う，咳をする，寝返り等で痛み❹あり．
　仕事は10/2までで休んでいるが，家事はできた．食事はあまり食べていない，水分は摂っていた．便通は平素毎日，今はいつもより軟便で一回量少ないが少なくとも1日おきにはある．
　10/1頃から朝から足のむくみがある．平素52kg前後だが，10/2，3と日に日に増えて55〜56kgぐらい．昨日から今日にかけては少し減った．咽頭痛（−）．咳・痰・鼻水（−）．
　発熱持続，腹痛もありおかしいと思い，当院受診．

カンファ主導者の発言

1. 本人に鼻出血エピソードは？　おじ・おばの鼻出血は？（→担当医：尋ねてありません．）

2. **Good!** 膀胱炎症状という一般語でとどめず，このように**具体的症状を聞き取る**．

3. 具体的に知ることによって，震えが疑いようもなくあったことがわかる．

4. これは「膜の痛み」だ．

病歴からわかること

1）母に鼻出血の素質あり．
2）膀胱炎に続いて発熱戦慄が起こり，側腹部に膜の痛みが生じた．真っ先に腎盂腎炎を念頭する．

基礎資料 2　身体所見

【身体所見】⑤
BT 38.8, BP 128/76, P 76, SpO₂ 99%.
結膜貧血（−）黄染（−）. 口腔内：粘膜やや乾燥. 甲状腺：不触. ⑥
呼吸音：清, 心音：正.
腹部：平坦・軟・腸音やや低下・上腹部正中から左側中心に
Bruit＋＋. ⑦
　　腹部触診−肝不触, 肺肝境界 6 肋間, 心窩部圧迫で違和感, 右側
腹部圧痛（＋）吸気時に深く吸うと圧痛強い, ⑧ 脾臓不触, 左右季
肋部軽くたたくと叩打痛（−）. CVA 叩打痛右＋左−.
下腿浮腫＋／＋（pitting）.

😎 の発言

⑤ 日付要.

⑥ 頸静脈怒張は？（→😊診てありません.）

⑦ bruit なら動脈性. venous hum ではない.

⑧ 腹膜炎としても local disease.

基礎資料 3　検査

WBC 9200（Band 10, Seg 74, Mo 6, Ly 10）, Hb 13.0, MCV 85.9, MCH
29.1, Plt 10.7 万
TB 1.0, AST/ALT 24/25, ALP 876, LDH 210, ChE 127, γGT 99, CK 22
TP 6.3, Alb 3.2, BUN 10.6, Cr 0.98, UA 3.7, Na 137, K 2.7, Cl 105,
CRP 10.16, Glu 104, HbA1c 5.1%, TG 70, HDL 65, LDL 70, Fe 10, TIBC
292, AFP 3.4, CEA 2.7, フェリチン 91.9
CA19-9 25, PIVKAⅡ 14
IgG/A/M 932/215/115, PTINR 1.22, APTT 34.4s, FIB 697, Ddimer 7.1,
PCT 2.64
TSH 1.520, FT₃ 2.16, FT₄ 1.35 ⑨
検尿：比重 1.009, pH 5.5, P＋−, G−, OB 1＋, Uro N, Ket−, Bil−,
亜硝酸塩＋, RBC 1～4, WBC 20～29
胸部 XP：特記事項なし.
ECG：HR 94 sinus　軸正　ST-T 正　U 波（＋）.
腹部エコー：肝腫大, 肝静脈拡張あり. ⑩
肝内蛇行血管目立ちドプラにて動脈血流. S7 に 20 mm 大血管腫様
結節. 両腎被膜下浮腫.（報告では脾臓に言及ないが脾腫あり）
胸腹部 CT：肺野−右 S10 に微小結節・周囲のスリガラス, 表在・縦
隔・腹腔内 LN 腫大なし, 肝 36 slice・内部均一・最大 8 mm 大 low
な結節 3 個（嚢胞？）, 腎 12.5/13 cm, 壁に点状石灰化伴う 8 mm 嚢
胞（左）, 右腎上極周囲脂肪織濃度上昇, 副腎正, 脾腫（19 slice,
120×35 mm）あり, 胆嚢正, 膵臓正, IVC 24 mm, 腹水なし. ダイナ
ミック CT：動脈相・平衡相で右腎皮質地図状に造影欠損数ヵ所 ⑪・
同部位被膜表面に軽度盛り上がりあり, 左腎にも 1 ヵ所同様の造影
欠損域.
肝臓−動脈相で肝門部の肝動脈は拡張・蛇行し肝実質内左右中肝静
脈造影され肝静脈末梢まで網目状 ⑫ に造影, 平衡相では肝静脈造
影されて末梢網目状構造は見られず一様.

😎 の発言

重要 ⑨ これら検査の一部は適応外では？　しなくてもよいことはしてはならない.

⑩ 内部エコーは粗造？　均質？（→😊報告書にありません.）

⑪ 腎皮質に欠損があって髄質に欠損はないということ？（→😊腎実質欠損のあやまりです.）

⑫ 動脈相で全葉瀰漫性に末梢まで網目状？（→😊はい.）

💡 検査からわかること

1) 右側腹部に膜の痛みがある．発熱戦慄は同部の local disease．腎臓の盛り上がる造影欠損部は炎症性浮腫で腎盂腎炎だろうが両腎で複数もある．
2) 肝臓には全葉末梢性の動静脈シャントがある．

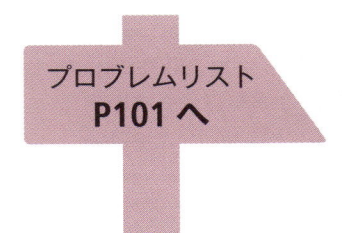

プロブレムリスト
P101へ

御負け種々

✖ プロブレム「不明熱」の熱源　その1

1)　"発熱患者が来た．熱源精査で入院した．フォーカス不明である．"
　　いくどとなくカンファレンスに登場する症例紹介である．カルテにも書いてある．いま一度，自分は何を言いたいのかを振り返って整理してみよう．
2)　「発熱の熱源は？」という問いは，発熱を病気としてではなく（プロブレムとしてではなく）ひとつの現象所見として捉えている．すると何を答えることになるのだろうか？
　・視床下部センターの設定を変更させた物質：pyrogen の化学物質（例→lypopolysaccharide）
　・pyrogen の出どころ：異物・細菌毒素・炎症産物とか（例→endotoxin）
　・pyrogen を産生せしめた疾患の性質：腫瘍・感染症・免疫異常症とか（例→感染症）
　・その性質を呈した疾患：肝臓癌・肺炎・リウマチとか（例→腎盂腎炎）
　このように範疇が異なる答えが返ってくる設問は，設問自体が未熟で曖昧といえるだろう．
3)　「プロブレム"発熱"」は発熱と名づけた患者の病気である．それに対して問うべきは「現時点で発熱と名づけた，この病気は何か？」である．疾患名の範疇，つまり肝臓癌とかリウマチが，第一義的に求められる．発熱という現象の解明ではない．
4)　「フォーカス不明とは何が不明？」フォーカスとは病巣のことなのか？
　・病巣の部位？　ならば脳とか皮膚．縦隔リンパ腺は部位だが縦隔リンパ腫は部位ではない．
　・病巣の性質？　ならば腫瘍とか膿瘍．
　　フォーカス不明と言ったが，自分は何を言ったのだろう？

▶96ページへ続く

Case 12　67歳男性

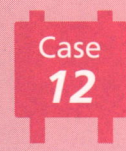

入院症例

担当医	後期研修医
難易度	高尾山　富士山　**エベレスト**

😐 📋 基礎資料1　病歴

【主訴】おかしなことを言う ①
【現病歴】（妻より聴取）
18歳：高卒後土木会社入社．1人暮らし．
35歳：結婚．胃潰瘍を薬で治癒．
52歳：会社健診で高血圧．C内科で降圧剤．この頃からいびきは大きく夜はうるさい．
57歳：健診心電図で心房細動．それ以後薬内服．
62歳：退職．毎日朝夕に犬の散歩5km．
64歳：尿糖で糖尿病薬．狭心症薬もあるがいつからかは知らない．胸痛，締めつけ感を聞いたことはない．
65歳：市民検査で便潜血．Z病院で大腸ポリープ切除．問題ないと聞いている．
67歳本年：お盆墓参の翌日 ② 38℃の熱．けだるく食欲落ちた．5日後C内科で風邪．その翌日頸が腫れていると言った．下旬には下熱．食事は普段どおりになった．頸のしこりの痛みは言わなかったが，③ 9月半ばに息子が肩を抱えると，大きい塊が左の腋の下にあり当たって痛いと言った．けだるく横になること多くなった．当院受診し，ワーファリン中止を言われた．10月に入って様子がおかしい．ワーファリンと糖尿病の薬を間違えたり，おまえは誰だ，④ と息子に言ったり，トイレで転んで右目をぶつけたりした．10月6日の朝からボーッとして寝てばかり．さすがに変だと思って連れてきた．
【一般健康指標】
排便：最近1回/日　黒い便や赤い便は聞いていない．⑤
排尿：（略）
睡眠：（略）いびきうるさく無呼吸もたびたび（妻は看護婦だった）．
食事：（略）長男が高脂血症とわかってから，バランスの取れる食事を心がけていた．
身長：175〜178cm　体重：72〜73kg
喫煙：58歳まで30〜40本/日．酒：58歳まで焼酎4杯/週　その後は焼酎コップ1杯/日
【社会歴】
父：戦死　母：高血圧症，脳梗塞で死亡
同胞：5兄弟の末子〔姉：脳腫瘍（?）で死亡　兄：高血圧症　兄：高血圧症　姉：高血圧症，心臓手術〕
長男：高脂血症　長女：管理栄養士
孫：2歳の孫
ペット：（略）
【既往歴】胃潰瘍（34〜35歳）　大腸ポリープ
【既存症】高血圧症　心房細動　糖尿病

▶次ページへ続く

🌸 カンファ主導者の発言

Good! ①
主訴はまさにこのように具体的にひとこと．事態がくっきりわかる．**曖昧な医学用語に転換しないこと**．

②
日常生活の節目である正月・お盆・結婚式などを起点として尋ねると，人はよく思い出してくれる．

③
結婚後は健康に気遣っていたのに，しこりには無頓着に振舞っていたようだが，大病を恐れて目を背けていたのだろうか？

④
意識障害などのあいまい一般語の記述ではないから，これは譫妄だとはっきりわかる．

重要 ⑤
"聞いていない"が事実．聞いていない＝なし，ではない．こうして**常に事実を正しく求める**．

【内服薬】C内科より：ジャヌビア®50 mg・サワドール®20 mg・パリエット®10 mg・アムロジン®5 mg・ハーフジゴキシン®0.125・ジルチアゼム 1Cap・メトホルミン 500 mg・ワーファリン 4.25 mg（10/1 より内服してない）
【ADL】食事，排泄，着脱，整容は自分で行う

💡 病歴からわかること

1）高血圧症・慢性心房細動・糖尿病・睡眠時無呼吸症はあるが，普通に生活できていた初老者．高血圧症に濃厚な家族歴．
2）その人が全身性リンパ腺腫脹症になった．そしてこの数日なんと譫妄状態である．

基礎資料2　過去の資料

【C内科　紹介検査報告書】C内科採血検査□年9月○日

検査項目	単位		検査項目	単位	
血清総蛋白	G/DL	8.6 H	血糖	MG/DL	12.8 H
A/G 比		0.7 L	HbA1c（NGSP）	%	6.9 H
アルブミン	G/DL	3.5 L	HbA1c（JDS）	%	6.5 H
ZTT	UNITS	39.8 H	LDL/HDL 比		2.8
総ビリルビン	MG/DL	0.7	CRP 定性		（1+）
ALP	U/L	275	CRP 定量	MG/DL	1.1 H
AST（GOT）	U/L	22	白血球数	×100	84
ALT（GPT）	U/L	16	赤血球数	×10000	432
LD（LDH）	U/L	319 H	ヘモグロビン量	G/DL	13.6
γ-GT（GTP）	U/L	54	ヘマトクリット値	%	39.6
血清アミラーゼ	U/L	41	血小板数	×10000	16.1
CK（CPK）	U/L	43	プロトロンビン時間	SEC	
総コレステロール	MG/DL	161	INR（PT）		
中性脂肪	MG/DL	103	骨髄球	%	0.0
HDL コレステロール	MG/DL	37 L	後骨髄球	%	0.0
LDL コレステロール	MG/DL	102	桿状核	%	4.0
尿素窒素	MG/DL	16	分葉核	%	54.0
クレアチニン	MG/DL	1.12 H	好酸球	%	6.0 H
尿酸	MG/DL	5.4	好塩基球	%	1.0
GFR 推算値	ML/MIN	51	リンパ球	%	26.0
ナトリウム	MEQ/L	135	異型リンパ球	%	1.0
カリウム	MEQ/L	4.6	単球	%	8.0
カルシウム	MG/DL	8.7	MCV	FL	91.7
クロール	MEQ/L	100			

▶次ページへ続く

【当院　外来カルテ：本年10月＊日】
[尿]　比重 1.030, ⑥ pH 5.5, 蛋白 100, ⑥ 糖（－）, ケトン体（－）,
潜血（2＋）, ⑥ ウロビリノーゲン 0.1
RBC 1〜4/HPF, ⑥ WBC 10〜19/HPF, 硝子円柱 3＋, 腎尿細管 1 未満/HPF, 細菌－

[血算]
WBC 22600（St 2％, Sg 62, ⑦ Ba 1, Eo 4, Ly 10, Mo 7, MMy 2, atypical Ly 12 ⑦）
n.RBC 0, others 0, 連銭形成, ⑦ plasma 様細胞＋, Hb 15.1, MCV 88.1, Plt 16.9 万, Ret 1.8％

[生化学]
TP 9.8, Alb 2.7, ⑧ ALT 22, ALP 339, LDH 450, γ-GTP 45, T.Bil 0.7, CK 27, AMY 19, BUN 14.2, Cr 1.28, UA 6.6, Na 132, K 4.6, Cl 95, Ca 10.1, P 3.8, Mg 1.7, Glu 103, HbA1c 6.5, TCho 109, TG 154, フェリチン 255.7, Hbs 抗原（－）, HCV 抗体（－）, TP 抗体（－）, CRP 3.97, IgG 4551, IgA 1545, IgM 412, EBV VCA IgM ＜10, EBV VCA IgG 80, EBV-DR IgG ＜10, EBV-EBNA 20, IL-2R 11600

[凝固]　APTT 51.5 秒, PTINR 3.73, Fib 304

[胸部−腹部造影 CT] ⑨
〈胸部 CT（縦隔条件）〉
気管正中　甲状腺正
リンパ節：深頸, 顎下, 頤下, 両側腋窩に多数腫大 ⑩
　縦隔（上行大動脈に石灰化, 冠動脈・大動脈弁・僧帽弁に石灰化なし, 食道壁肥厚なし, 縦隔リンパ節複数腫大）
　胸郭：骨折なし, 胸水なし, 左広背筋下に（90×45×22）mm の low dense 腫瘤 ⑪
　脊椎：明らかな mass ⑫ なし
〈胸部 CT（肺野条件）〉両肺に明らかな 結節 ⑫ 影なし
〈腹部 CT〉
　軟部：（略）
　動脈：腎動脈下の腹部大動脈から総腸骨動脈にかけて石灰化あり
　肝：（210×207×170）mm, 辺縁 dull, mass ⑫ なし, 肝周囲腹水なし
　胆嚢：（略）
　膵臓：萎縮
　脾臓：腫大あり（140×140×70）mm
　腎臓：右長径 10 cm（複数の小嚢胞が皮質にあり）, 左長径 11 cm（50 mm 大 45 mm 大 30 mm 大 25 mm 大の嚢胞）, 両腎盂拡張－
　両副腎：（略）
　膀胱：（略）
　前立腺：石灰化あり
　胃腸管：（略）
　リンパ節：脾門部, 傍大動脈 LN, 鼠径 LN の腫大あり

の発言

⑥ 高比重尿．蛋白多量・赤血球小量．赤血球 5 個もあれば潜血 2＋まではなり得るので Hb 尿 Mg 尿というわけではない．

⑦ 好中球増加症と"異型"リンパ球症（形質細胞様リンパ球）．連銭形成はこの"異型"リンパ球と符合する．

⑧ TP－Alb＝total Gl 7.1．

Good! ⑨ このように系統的に読影する．或る事だけに目を奪われず, 撮影されている正常臓器・組織のすべてをしらみ潰しに読影する．読影料金に相応しくあれ．

⑩ リンパ腺の最大径は？　計測すること．

⑪ 9 cm 大．内部は均一に low dense？
（→担当医：はい．）

⑫ mass といい結節という．mass は腫瘤か？　結節との違いは？（→大きさが……．）

過去の資料からわかること

1) 白血球増多症で好中球に核の左方移動？ 目につくのは "異型" リンパ球（atypical lymphocyte）. "普通" のリンパ球でないものは一括して異型リンパ球と呼ばれるようだが, 注意すべきは, 異型リンパ球は反応性の正常なリンパ球であって異常なリンパ球ではない. 伝染性単核球症を代表とするウイルス疾患で現われ免疫異常症でも見られる. いっぽうリンパ芽球や ATL の花びら核リンパ球, DLBCL の大型異様なリンパ球は異常であって異型リンパ球ではない. これらは末梢血スメアで識別され得るのだから, "異様" リンパ球（abnormal lymphocyte）と呼んで異型リンパ球と区別する. ここにあった 12% のリンパ球は異型か異様か. 疾患診断上区別は重大である.
2) total Globulin＝TP－Alb＝7.1 g/dL と著しい高 Gl 血. これほどの増量は γGl でしか考えられない. スメアの rouleaux formation とも散見された plasma cell 様細胞とも符合し, これからすると真性の異型リンパ球であるようだ. γGl は polyclonal. 前医資料の TP－Alb＝5.1 を見れば, 高 Gl 血症著増の勢いがわかる.
3) 軽度の高窒素血症が出現して漸増. 高比重尿は蛋白尿あるが赤血球尿なく, nephritic urine ではない. XP で腎の萎縮はない.
4) 軽度の高 Ca 血症（補正値 11.4）.
5) CT では全身にリンパ腺の腫脹. 最大は 9 cm に及ぶ.

基礎資料3　身体所見

（病棟：第 1 病院日）
生命徴候　血圧：臥位 右上腕 137/85 mmHg　脈拍：100/分不整
体温：37.7℃　CRT ＜1 秒
呼吸：13×2 回/分 ⑬　SpO₂ 100%（room）
一般：身長 175 cm　体重 72 kg
身体活動度【臥床終日】
表情【倦怠】
栄養【肥満】
姿勢【多動】
呼気臭【正常】
年齢比較【相応に】見える
皮膚：前胸部, 右腋窩に 局面 ⑭ を形成する紅斑あり　湿潤　発汗
リンパ節：可動性あり　圧痛なし　弾性硬 ⑮
　頸部：頤部 1.5 cm 大 2, 右後頸部 3 cm 大 1, 右下顎部－頸部手拳大に一塊　腋窩：右 5 cm 大 1, 左 9 cm 大 1　鼠径：右 3 cm 大 2, 左 3 cm 大 3
頭蓋：（略）
眼：（略）
耳：（略）
　耳介（外耳道　鼓膜）：（略）
口鼻咽頭：口腔内残渣あり
　口唇　粘膜　歯　舌　扁桃　咽頭（鼻腔　副鼻腔）：（略）
頸　甲状腺：不触　唾液腺：リンパ節腫大あり観察できず　頸動脈雑音・気管偏位：リンパ節腫大のため観察できず
乳房：（略）

▶次ページへ続く

の発言

Good! ⑬
このように○×△回/分と記載すれば実測何秒とわかる.

NG ⑭
用語の曖昧使用不可. 局面とは如何なる形状か？ 痒み落屑は？（→ 1 cm 大のボンヤリ淡い紅斑が集まっています. 痒み落屑なしです.）

NG ⑮
長さ重さなどは客観基準があるが硬度にはない. 客観記述に近づくために表記法を工夫する. 誰もが知っている物の硬さにたとえて自分なりの 5 段階表記を作ること. スポーツマンは各種の球にたとえた. ある主婦の患者は白玉の様と言った. 弾性硬・弾性軟の記述は不可とする.

胸部
　呼吸【正】
　打診【正】
　聴診　肺胞呼吸音【正】ラ音なし
　　気管支呼吸音・音声振盪・喘鳴・胸膜摩擦音：なし
循環系
　外頸静脈怒脹・内頸静脈拍動：観察できず
　心尖拍動：第5肋間，鎖骨中線より2〜3 cm 外側 ⑯
　心濁音界：未検
　聴診1音・2音：正　3音・4音・雑音・心膜摩擦音：なし
末梢動脈拍動

	頸	上腕	橈骨	大動脈	大腿	膝窩	足背	後脛骨
左	＋	＋	＋	＋	＋	＋	＋	＋
右	＋	＋	＋	＋	＋	＋	＋	＋

四肢：(略)
腹部
　腹壁【膨隆】瘢痕・静脈怒脹・ヘルニア・蠕動波：なし
　腸音【正】血管雑音なし
　肋骨脊椎角叩打痛・脊椎叩打痛：なし　鼓腸・腫瘤・反動痛・筋性防御：なし
　肺肝境界：第6肋間, 縦径8 cm, 季肋下4.5 cm ⑰　脾：traube濁音, 季肋下3 cm ⑱
直腸：未検
外陰：未検
関節
　指　手　肘　肩　股　膝　足　趾　脊椎　可動域制限なし
意識レベル【10】
知力：会話の受け答え・見当識（傾眠傾向）記憶：やや不明瞭
脳神経
Ⅰ　嗅覚：未検 ⑲
Ⅱ　視野：異常なし　眼底
Ⅲ Ⅳ Ⅵ　瞳孔（右3.0 左3.0）EOM：良好　対光反射＋/＋　眼瞼下垂・眼振・偏視：なし
Ⅴ　第1・2・3枝：異常なし　角膜反射：未検 ⑲　咬筋：収縮良好
Ⅶ　口角下垂なし　額のしわ寄せ良好
Ⅷ　聴力　良好　リンネ・ウェーバー：未検 ⑲
Ⅸ Ⅹ　構音障害なし　カーテン徴候なし
Ⅺ　胸鎖乳突筋・僧帽筋：リンパ節腫大のため触れず
Ⅻ　舌偏位なし　萎縮なし　線維束攣縮なし
知覚：表在覚（痛覚・触覚）：異常なし
　　　深部覚（位置覚 異常なし・振動覚 未検 ⑲）
運動：筋萎縮なし　筋トーヌス正常　不随意運動なし　線維束攣縮なし　MMT 四肢 5/5
協調：指鼻・手回内・回外 未検 ⑲　膝踵 未検 ⑲　Romberg 未検 ⑲
歩行：不可
髄膜刺激徴候：項部硬直なし　ケルニッヒなし

▶次ページへ続く

⑯ K4-5（Kx軸-y軸＝K心電図V位置-肋間）．

⑰ 肺肝境界正常位．ゆえに肝臓は下垂ではなく腫大している．その硬度は？

⑱ 脾臓は右半側臥位で下へ降りてくるのでもっとも触れやすい．仰臥位では触れない edge が触れることがある．仰臥位で容易に触れるなら相当な腫大である．

⑲ 診ていなければこのようにきっぱりとそう言おう．それが事実なのだから．

反射

	下顎	二頭筋	橈骨	三頭筋	尺骨	ワルテンベルグ	膝	踵	バビンスキー
左		±	±	±			±	±	−
右		±	±	±			±	±	−

> 💡 **身体所見からわかること**
>
> 全身リンパ腺腫大・肝脾腫があり，この病変は網内系全体に及んでいる．リンパ腺の硬度を知れば触診でほとんど病変性質の診断はできよう．

基礎資料4　ルーチン検査所見

【入院時検査所見（第1病院日）】(20)
[血算]
WBC 41200/μL（Band 19%, Sg 35, Ba 1, Eo 2, Ly 20, Mo 2, My 1, atypical Ly 0, n.RBC 0, others 20 plasma 様の壊れた細胞 (21) 連銭形成）Hb 14.0 g/dL, MCV 88.1 fL, MCH 29.9 pg, MCHC 33.9%, Plt 8.7/μL, 網状赤血球数 1.6%
[生化]
TP 11.0 g/dL, Alb 1.8 g/dL (22) （Alb 23.1%, $α_1$-G 2.6, $α_2$-G 4.8, β-G 6.0, γ-G 63.5），ALT 17 U/L, ALP 296 U/L, LDH 533 U/L, γ-GTP 49 U/L, T-Bil 0.9 mg/dL, CK 51 U/L, AMY 10 U/L, BUN 37.3 mg/dL, CRE 1.64 mg/dL, UA 11.3 mg/dL, (23) Na 124 mEq/L, K 5.7 mEq/L, Cl 91 mEq/L, Ca 11.6 mg/dL, (24) P 4.5 mg/dL, Mg 2.1 mg/dL, CRP 5.84 mg/dL, フェリチン 586.1 ng/mL, 抗核抗体×640, CH50 46.9 U/mL, C3 67 mg/dL, C4 5 mg/dL, IgG 5258 mg/dL, IgA 1348 mg/dL, IgM 396 mg/dL, HIV <1.0S/C0
[凝固]
APTT 76.3 秒，PT-INR 4.98, FIB 241 mg/dL (25)
[胸部 XP 臥位 A→P（第1病院日）]
胸部 XP（臥位 AP）：わずかに左前斜位
横隔膜（左第11肋骨・右第10肋骨）：CPA 鋭　心胸比 54.0%
縦隔（縦隔偏位なし気管偏位なし大動脈辺縁追える）：心陰影 正
肺野 正
[頭部 CT（第1病院日）]
骨折・血腫なし　眼球・眼窩特記なし　副鼻腔特記なし　midline shift なし
白質と灰白質の境界明瞭　腫瘤・脳室拡大・脳実質萎縮・シルビウス裂拡大：なし

▶ 次ページへ続く

😊 の発言

(20) 検尿がない！

(21) 前回の atypical Ly と今回の others は同じもの．lymphoid cell は壊れやすく同細胞とみなすことができる．甚だしい増数である．

(22) TP−Alb＝9.2 と予想されたごとく急増中．

(23) 高窒素血症は進み尿酸は急に高値となった．

(24) 補正 Ca 13.8 と危険域に入ってきた．

(25) PT 延長 APTT 延長．血小板急減．D-Dimer FDP は測られていない．

[骨髄穿刺（末梢血混入あり）] 右腸骨より施行
dry tap (26)　3割ほどの形質細胞様 (27)　核の変形あり　N/C比は中くらい

[心電図]
Af rate 90　明らかなST-T変化なし　軸偏位なし　負荷所見なし
narrow QRS LVH（−）(28)

(26) dry tapの時，針内にある内容物を空気で強くスライドグラスの上に吹きつける．すると2,3個の癌細胞の塊が出てくることもある．

(27) 他の7割の細胞は？　丁寧に系統的に観察記述しなければならない．

(28) 何事も系統的に行うこと．所見として事実の記述でなければならない．計測すること．

💡 ルーチン検査所見からわかること

1）leukemoid leucocytosis，γGlの増量，高Cα血症の悪化，高尿酸血症の出現と事態の急激な増悪進行が明らか．
2）凝固像では，PT延長はワーファリンによるとしてもAPTT延長もそれだけによるのだろうか．そもそもワーファリンの最近の内服はどのようだったのか．スメアでの破砕赤血球の有無とFDPを知りたい．

プロブレムリスト
P105へ

Case 13 22歳女性

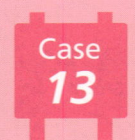

入院症例

担当医：内科学内科医（担当研修医のサマリー）
難易度：エベレスト

基礎資料1　病歴

【主訴】呼吸困難
【現病歴】（患者の話は二転三転して信憑性は低い）①
　小児期より，食事前後に半日ほどで軽快する片側の耳下腺部の腫脹や疼痛．医療機関受診せず．
　X年1月頃から，起床後30分間程②手のしびれを自覚．何も触れていなくてもジンジン，シャワーのノズルの感覚が消失．
　同時期から，安静時に③手指が白くなることがあった．自転車は30分休まずにこげていたが，その頃から息がはぁはぁと切れる④ために何回か休む．⑤会話中に舌がかさかさになる，朝にパンが水なしでは食べられない⑥⑦口腔乾燥感も生じた．しかし，保育園実習では呼吸困難④はなかった．
　X年5月から肘，手，腰，膝関節の痛みが左右差なく出現．ラジオ体操を始めたが，改善なく中止．その頃から尿の泡立ちに気づいた．
　X年5月2日頃から全身倦怠感と尿量の減少⑧が出現．
　5月4日から全身倦怠感が増悪，体熱感，右下顎外側の熱感，圧痛，腫脹．A医院受診して尿検査，膀胱炎と診断．抗菌薬と鎮痛剤（詳細不明）を4日間内服，改善なし．発熱は5月4日から2日間のみ．
　5月8日から臥位で増悪する呼吸困難⑨が出現．母が下肢のむくみを指摘．右下顎外側の腫脹が持続，B耳鼻科を受診，頸部CTで片側性リンパ節腫脹および右耳下腺腫脹を指摘．口腔の乾燥でベタメタゾン1mg・セフテラム・ロキソプロフェン・セビメリン等を処方．
　右下顎外側の腫脹と圧痛および全身倦怠感は改善，呼吸困難④改善せず．5月11日に呼吸困難④増悪でC病院を受診，耳下腺の腫脹のため当院耳鼻科へ紹介，血液検査で血清クレアチニン上昇があり5月12日に当科へ入院．
　体重は1ヵ月で4kg増加．⑩
【既往症】
　7歳：流行性耳下腺炎
　13歳：左手骨折
【アレルギー歴】なし
【家族歴】父がRaynaud現象（未治療）
【月経歴】28日周期．整．来院時月経4日目．直近の性交渉なし．
【職業歴】大学生
【生活歴】大学はSで下宿．自転車で通学．飲酒・喫煙・旅行・ペットなし．

カンファ主導者の発言

① 患者の言の信憑性を推し量る知恵を持とう．

② 朝じきによくなる，ということ？（→担当医：そうです．）

③ 安静時にとは？　気がついた時は何もしてなかっただけのことではないか？　実習中はよかった，と言っているが．（→聞いてません．）

④ 息切れ・呼吸困難と異なる用語．違いを理解して正しい用語で記述せねばならない．

⑤ 駅や学校の階段上る時に休む？（→聞いてません．）

⑥ 朝のパンで水要るなら夕食時には？（→聞いてません．）

⑦ 涙は？　玉葱やメロドラマで涙は出るか？（→聞いてません．）

⑧ どの程度に減少？（→1日6, 7回が3, 4回に．）1回量は？（→聞いてません．）

⑨ 呼吸困難とは？　ゼイゼイヒューヒュー？（→息しにくい感じで喘鳴はありません．）

⑩ 体重はいつから増加？（→1月からです．）

病歴からわかること

1）話が二転三転するとあっては信が置けない．
2）4ヵ月前の自転車の息切れは急に肥ったからか．直近には足浮腫が生じて肺鬱血が示唆される．
3）口の乾きが一日中あるなら sicca syndrome．朝だけなら鼻閉で口開いて寝てたのかも．

基礎資料2　過去の資料

【過去の資料】
・頸部単純CT（X年5月8日）
骨折なし．上顎洞・蝶形骨洞・篩骨蜂巣に異常なし．乳突蜂巣左右差なし．咽頭後壁腫脹なし．
右耳下腺 42×23 mm 内部均一，石灰化不認．顎下腺正常．
右前頸部にリンパ節2個（max 12 mm），左前頸部にリンパ節2個（max 13 mm），左顎下リンパ節1個（7 mm），右浅頸部1個（7 mm），右後頸部リンパ節3個（max 6 mm），左後頸部1個（4 mm）．いずれも境界明瞭で内部は均一，石灰化不認．
・血液検査（X年5月11日）
WBC 5180/μL（N 57%, Eo 1, Ba 0.6, Mo 9.7, Ly 31.7），RBC 432/μL, Hb 12 g/dL, Hct 36.7%, MCV 85 fL, MCH 27.8 pg, MCHC 32.7 g/dL, Plt 28.6/μL, AST 55 IU/L, ALT 26 IU/L, ALP 184 IU/L, LDH 464 IU/L, γ-GTP 20 IU/L, TBil 0.12 mg/dL, TP 5.9 g/dL, Alb 2 g/dL, Na 136 mEq/L, K 5 mEq/L, Cl 106 mEq/L, Ca 7.7 mg/dL, P 6.3 mg/dL, BUN 58.9 mg/dL, CRE 2.32 mg/dL, Glu 87 mg/dL, HbA1c（NGSP）5.6%, Amylase 184 IU/L, CRP 0.23 mg/dL, Tcho 195 mg/dL, TG 222 mg/dL, HDL-Cho 32 mg/dL, LDL-CHO 114 mg/dL, ASO 31 IU/mL, IgG 1994 mg/dL, IgA 298 mg/dL, IgM 285 mg/dL, IgE 24.5 IU/mL, CH50 44.3 U/mL, C3 77.7 mg/dL, C4 26.5 mg/dL, PT 109.2%, PT-INR 0.96, APTT 33.4 秒, Fib 423.4 mg/dL, D ダイマー 5.49 μg/mL
・尿検査⑪（X年5月11日）
色調橙褐色，混濁（1+），比重＞1.050，⑫ pH 5.5, 尿蛋白 4+（1000 mg/dL），尿潜血（1+），尿中白血球（－），亜硝酸塩（－），尿糖（－），ケトン体（－），Uro N（正），Bil（－），尿沈渣，尿中赤血球1未満/HF，尿中白血球 5〜9/HF，細菌（1+），上皮系細胞 10〜19/HF，⑬⑭ 硝子円柱（1+），蝋様円柱（1+），尿 Na 19.7 mEq/L, 尿 K 44.5 mEq/L, 尿 Cl 11.4 mEq/L, 尿 UN 3.07 g/L, 尿 CRE 4.34 g/L, 尿蛋白 51.85 g/L（11.95 g/gCr）

😎の発言

⑪ 最終排尿は何時間前？　採尿は何 mL ？（→😐 わかりません．）

⑫ 著しい高比重尿．多量な蛋白尿によるのだろう．

⑬ 上皮系細胞とあるのは扁平上皮か？（→😐 そうです．）

⑭ 扁平上皮細胞は外陰上皮の混入．扁平上皮があればおりものの混入だから，細菌が認められても，尿路感染症と即断してはいけない．（濡れ）ティッシュで外陰清拭してもらって再採尿すると，きれいな尿所見になる．

過去の資料からわかること

1）片側性の耳下腺軽度瀰漫性腫脹．
・多数の頸部リンパ腺は max 12 mm で特異的と思えない．炎症疾患あるなら非特異的随伴症？
2）高度蛋白尿．しかし採尿したはずの尿量不明では絶対量の推測は不可能．どうあれ低 Alb 血症は蛋白尿によるとするのが妥当だが hyperlipidemia はない．
・軽度 azotemia がある．

基礎資料3　身体所見

【来院時身体所見】⑮
身長 164 cm　体重 79 kg　表情正　肥満　姿勢正　呼吸臭正　年齢相応　半茶髪
BP 110/70 mmHg　HR 64 bpm　整　RR 20　BT 37.1℃　SpO$_2$ 97%（RA）
眼瞼浮腫あり　結膜蒼白・黄染・充血なし　舌は乾燥・舌苔付着なし　扁桃腫脹・咽頭発赤なし　頸部リンパ節不触　右耳下腺腫脹（φ2 cm 程度で表面平滑　辺縁明瞭　扁平　消しゴム様の硬さ　圧痛・熱感なし）　甲状腺正常大・圧痛なし・結節なし　頸部血管雑音なし　JVP 3 cm（胸骨角上）　abdominojugular 陰性
左背側下肺に湿性ラ音軽度　打診清肥満のため肋骨観察困難　努力呼吸・大呼吸なし　呼吸様式正常　心音Ⅰ正常　Ⅱp 吸気時に分裂　Ⅲ－Ⅳ－　第二肋間左縁に低調な漸増漸減収縮中期雑音をLevineⅡ/Ⅵで聴取・放散なし⑯
腹部平坦　軟　表在静脈拡張・皮膚線条・血管雑音・圧痛なし　グル音→　肋骨弓下に肝脾触知せず　肺肝境界は未検　shifting dullness なし
腋窩・鼠径リンパ節腫脹なし　下腿 slow pitting edema あり　足背動脈両側ともに不触　肘・手・MCP・PIP・DIP に腫脹・熱感・変形なし　筋把握痛・皮疹・ソーセージ指・機械工様・皮膚硬化なし　両側爪郭毛細血管拡張あり
視野正常　眼振なし　瞼裂狭小化なし　瞳孔右 4 mm 楕円/2 mm 正円　対光反射右緩慢/左迅速
眼球運動正常　複視なし　顔面触覚・痛覚・冷覚正常　咬筋正常　顔面運動正常　指こすり試験正常　Weber 正常　挺舌正中　構音障害なし　攣縮なし　カーテン徴候なし　咽頭反射正常　僧帽筋筋力正常　胸鎖乳突筋筋力正常　鼻指鼻試験正常　回内回外正常　膝踵試験正常　MMT：三角筋 5/5，上腕二頭筋 5/5，上腕三頭筋 5/5，手関節屈曲 5/5，背屈 5/5，大腿四頭筋 5/5，ハムストリング 5/5，前脛骨筋 5/5，腓腹筋 5/5　下顎反射－　腹壁反射正常　腱反射上肢正常　膝蓋腱±/－　アキレス腱－/＋　バビンスキー反射－　チャドック反射－
歩行様式正常　ロンベルグ徴候－　つぎ足歩行可能　体幹失調なし　振動覚・触感・冷覚・痛覚・位置覚正常

の発言

Good! ⑮
常にこのような**丁寧な系統的全身診察**を心がける．2〜3年もすると能力差が歴然としてくる．

Good! ⑯
心雑音の部位・時相・強度・ピッチ・放散のすべてが観察記述された．

身体所見からわかること

1）単純性肥満．
2）心雑音は functional mm だろう．
3）安静時 20 回の tachypnea，軽度の浮腫がある．
4）耳下腺に有意な腫脹は入院時不認．
5）periungual telangiectasia があり免疫異常症が示唆される．
6）瞳孔左右不動．ぶどう膜炎でもあったのか．（→ Adie 瞳孔と思います．）

基礎資料 4　検査

【検査結果】
・血液検査（5 月 13 日）
蛋白分画（Alb 40%，α_1-Gl 3.1，α_2-Gl 14.9，β-Gl 9.3，γ-Gl 32.7）
Hbs 抗原－，HBs 抗体－，HBc 抗体－，HCV 抗体－，HIV-Ag・Ab－，
RPRL 判定－，TPLA 判定－，RF 定量 133.3 U/mL，TSH 7.7 μg/mL
・心電図 [17]（X 年 5 月 11 日）
HR 63/min，軸 62 度，洞調律，PQ 間隔 170 ms，QRS 幅 0.96 ms，QT 0.413s，QTc 0.424s，P 波正常，QRS 波正常，ST 変化なし，T 波正常，U 波なし
・胸部 XP [18]（X 年 5 月 11 日）
立位 PA 像，ローテーションなし，心陰影と重なる肺紋理透見可能，横隔膜下に異常陰影なし，骨に異常陰影なし，横隔膜は右第 11 肋骨上縁/左 11 肋骨下縁，CTR 47％，左右第 2 弓突出軽度，CPA 鋭，アントラーサインなし，peribronchial cuffing なし，気管支は右横隔膜まで透見可能，右下行肺動脈径 17 mm 両側下肺野に線状影を認める．
・胸部 CT [18]（X 年 5 月 12 日）
甲状腺は内部均一で腫大なし，内部に結節なし．縦隔リンパ節腫大なし．食道内面に壁不整なし．乳房内に結節なし，石灰化なし．両側背側に胸水貯留（右＞左）．両側肺下葉優位に血管影が目立ち，小葉間隔壁の肥厚を認め，一部には気管支透亮像を伴ったコンソリデーション [19] を認める．肝前後径最大 13.5 cm 脾臓は 119×68 mm で内部均一．明らかな水腎なし．腎皮質菲薄化なし．下大静脈径 24 mm．
・経胸壁心エコー（X 年 5 月 12 日）
AOD：21.5 mm，IVSd：7.80 mm，PWTd：8.00 mm，LAD：37.1 mm，LVDd：53.4 mm，LVDs：33.2 mm，EF（2D）：67.5％，FS：37.8％，E/A：2.12，Dct：192 msec，E/E'：10，MR：－，AR：－，TR：trivial TR，PG：26.1 mmHg，IVC（i）：19 mm，IVC（e）：26 mm
asynergy なし　両側胸水少量　脾周囲に腹水少量

の発言

Good! [17]
系統的計測所見！

[18] 丹念に系統的読影を続ければ，そのうち異常正常所見が一瞥して目に入るようになる．

[19] **consolidation** は肺胞が空気以外のもので満たされている状態．満たしているものは液体（水・血液）・細胞（炎症・腫瘍）を問わない．肺胞組織が破壊されていないことが含意されている．
XP の形状所見で，肺胞は破壊されていないとわかるだろうか？

検査からわかること

1）蛋白分画では γGl も α_2-Gl も保たれていて，蛋白尿には selectivity があるようだ．
2）γGl 増量し chronic active inflammation が示唆される．RF 自己抗体もある．
3）両側に胸水あり．肺に鬱血像．
4）心疾患はない．

プロブレムリスト
P108 へ

Case 14　69歳男性

CPC症例

担当医：内科学内科医
難易度：エベレスト

基礎資料1　病歴

【主訴】発熱
【既往症】なし　　【家族歴】両親：高血圧，兄：大腸癌で死亡，姉：糖尿病
【内服】常用薬：モサプリド 10 mg/分 2，カリジノゲナーゼ 100単位/分 2，アデノシン三リン酸 10%2 g/分 2，ニセルゴリン 10 mg/分 2，チクロピジン 200 mg/分 2，オルメサルタン 40 mg/分 1
【アレルギー】なし　　【生活・社会像】飲酒：X年9月より禁酒，喫煙：5本/日
【現病歴】
　約30年前より高血圧指摘され内服．
　X年初旬より痒み伴う発疹，8月には背中に100円玉大の発疹．
　X年秋頃から腹部に痒み伴う赤い発疹，薬を塗って痒み治まるが発疹は変わりなし．
　X年9月末より足の「蜂窩織炎」で当院O外科で治療．連日抗生物質点滴に通院，痛みや腫れは徐々に引いた．9月頃は食欲あり便通も毎日普通．10月17日頃より腹満感があり食欲少し減った．炎症の値が下がらないため通院O外科医師指示により11月2日当院S内科受診し通院検査．11月26日頃より腹部全体がいつも重たいような，張ったような痛みが続く．12月初旬頃より両下腿のむくみに気がついた．12月より毎日37℃台，時折38℃の発熱．夕方になると時に寒気があったが，震えなし．発汗気にならない．体重はこの2ヵ月で2～3 kg減少．口の中のまずさ，下腿の浮腫の他に症状はない．
　通院中のS内科医師指示により12月14日総合内科受診．
　排便：毎日1～2回最近は少し細い．排尿：平素と変わりなし夜間尿2～3回．

病歴からわかること

1）家族歴ある高血圧症．
2）半年も前から非特異的と思われる皮疹があり，ついで足関節痛があった．
3）「炎症の値」は引き続き，新たに1ヵ月前より腹の張りと発熱が生じた．
4）一連の出来事が半年前から緩徐に進行しているようだ．

基礎資料2　過去の資料

【過去資料】
・近医採血（X/4/11）：WBC 10100/μL，Hb 15.7 g/dL，MCV 93.3 fL，Plt 30.6×10⁴/μL，HbA1c（JDS）5.6%，TP 7.6 g/dL，AST 17 U/L，ALT 13 U/L，LDH 201 U/L，γGTP 36 U/L，CK 72 U/L，Tcho 183 mg/dL，Na 140 mEq/L，K 4.9 mEq/L，Cl 103 mEq/L，BUN 12.0 mg/dL，Cr 1.02 mg/dL，UA 8.5 mg/dL

▶次ページへ続く

[以下当院カルテより]

- X/9/19 右足首腫脹，X/9/25 右足首腫脹発赤，階段昇降時に左足首痛．X/9/26 O 外科初診．右足関節部腫脹あり発赤なし，左足関節部腫脹・発赤・熱感あり，足白癬あり．両足関節液穿刺，「普通の関節液」数 mL 採取，両側とも結晶なし・細菌培養陰性・血液培養 2 セット陰性．

　「蜂窩織炎」として抗生物質（下記），エトドラク 400 mg/分 2（9/26〜11/7）
　　トスフロキサシン 300 mg/分 2：9/26〜10/18，11/25〜12/1
　　セフカペン 300 mg/分 3：10/3〜11/11
　　ミノサイクリン 200 mg/分 2：11/18〜11/24
　　セファゾリン 2 g drip：10/7〜10/13
　　アンピシリン/スルバクタム 3.0 g drip：10/14〜11/7

- 両足首の疼痛・発赤は徐々に軽減するも腫脹残存，10/18 頃より腫脹軽減，10/31 よりほぼなし．
- (X/10/25) 心臓超音波：心嚢水なし　胸水なし　EF 69.8%　asynergy なし　AoD/LAD 31.6/45.4 mm，IVSTd/PWTd 10.4/9.9 mm，mild TR trivial MR・AR・PR，IVC 10.4 mm（呼吸変動あり）弁性状異常なし．
- (X/11/2) 胸腹部 CT：肺野-右 S6 に 10×20 mm 大内部空胞（ガス）を伴い辺縁くびれ有する結節，壁は分厚い，表在リンパ節-左鎖骨上 10 m 大 1 個，腋窩なし，鼠径 10 mm 大両側数個，縦隔リンパ節-気管前面 24×28 mm，他 10 mm 前後散在，胸腹部大動脈全周性壁石灰化（胸<腹），胸部は壁不整も目立つ

　肝-腫大あり（35 slices＝175 mm）　5〜20 mm 大の嚢胞多数　脾腫なし（85×42 mm）　腎実質軽度萎縮（縦径 11 cm/11 cm）　腹腔リンパ節-肝門部 38×17 mm，腹部大動脈周囲（上腸間膜動脈起始部〜総腸骨動脈の高さ）10〜20 mm 大多数　腹水なし　陰嚢内右睾丸外側に 10 mm 円形石灰化．

- (X/12/1) 腹部超音波：肝-両葉中等度腫大，嚢胞散在，N8・12 腫大（35.4×16.5 mm）胆嚢-全周性壁肥厚軽度，微小結石あり　胆管拡張なし　腎-大きさ正常（計測なし），右腎盂は軽微な拡張　肝・脾周囲に少量の腹水．
- (X/12/5) 上部内視鏡：食道-滑脱型食道裂孔ヘルニア　胃-萎縮性胃炎　十二指腸-異常所見なし．
- (X/12/8) 腹部 CT：(前回と比較して) 皮下脂肪織浮腫あり　肝腫大（63 slices＝183 mm）　腹腔リンパ節-肝門部不変，腹部大動脈周囲前回より目立つ　肝・脾周囲に少量腹水あり　後腹膜・腸間膜脂肪織のもやもや像あり．

	X/10/12	X/11/01	X/11/18	X/12/08		X/10/12	X/11/01	X/11/18	X/12/08
WBC（×10³/μL）	12.2	11.9	15.7	18.9	γ-GTP（U/L）	56			316
Hb（g/dL）	12.8	12.6	11.7	10.9	TP（g/dL）		6.8	6.5	6.7
Plt（万/μL）	36.6	36.6	42.6	53.8	Alb（g/dL）	3.3			2.8
Neu（×10³/μL）	9.5		13.0	16.1	Cr（mg/dL）	1.04	1.23	1.25	1.11
Ly（×10³/μL）	1.8		1.9	2.1	CRP（mg/dL）	3.04	4.95	8.99	12.93
ALT（U/L）	14	11	15	25	尿 P		(＋−)		(1+)
ALP（U/L）		277	335	695	尿 Glu		(−)		(−)
LDH（U/L）		161	167	188	尿 OB		(−)		(＋−)

(X/11/2) IgG/A/M 1578/204/201 mg/dL，CH50 47.1 U/mL，フェリチン 483.8 ng/mL，ANA <20，RF <3，PR3-ANCA <10，MPO-ANCA <10，β-D グルカン <5.0，sIL2R 1720 U/mL．

(X/12/8) TSH 1.460 μIU/mL，FT₃ 2.01 pg/mL，FT₄ 1.64 ng/dL，サイログロブリン 26.0 ng/mL，IgG/A/M 1615/267/184 mg/dL，CH50 53.2 U/mL，ESR 60/hr，PSA 0.567 ng/mL，ACE 6.5 U/L，β-D グルカン<5.0，sIL2R 3250 U/mL，クリプトコッカス抗原陰性．クォンティフェロン® 陰性．

(X/12/8) 血液培養 2 セット陰性．

(X/12/14) 喀痰細胞診：扁平上皮細胞，軽度異型扁平上皮細胞，好中球，好酸球少数，悪性細胞なし．

(X/12/14) 喀痰培養：*H. parainfluenzae*，α溶連菌，*Neisseria* sp．抗酸菌培養：塗抹陰性．

過去の資料からわかること

1) 大動脈の粥状硬化石灰化像が顕著.
    - 関節痛は反応性非特異的足関節炎であった.
    - UCG に細菌性心内膜炎を示唆する弁膜異常所見はない.
2) S6 孤発性の空洞形成性（?）肺結節がある.
3) 腹張り出現の頃，肝門部に 38 mm 大のリンパ腺・腹部大動脈周囲に 20 mm 大の複数リンパ腺がある．これらリンパ腺は増大の傾向にあり肝は腫大する.
    - 微小胆石がある.
    - 活動性進行性の炎症状態がある．1ヵ月の間に neutrophilia, thrombocytosis が顕著になり，Hb は少しずつ低下した．おそらく鉄の利用障害．TP－Alb＝total Gl 3.9, IgG 1615 で，CRP は 12.93 まで漸増.
4) ALP が急増している.

基礎資料3　身体所見

【身体所見】
一般：意識清明　独歩にて入室　全身状態まずまず良好.
生命徴候：体温 37.4℃, 血圧 150/67 mmHg, 脈拍 67/min・整.
頭頸部：結膜貧血・黄染なし　口腔粘膜正　咽頭発赤なし　舌白色　表在リンパ節触知せず　甲状腺触知せず.
胸部：心音正・雑音なし　呼吸音清.
腹部：膨隆　軟　腸音低下　右季肋下鈍い圧痛あり　肝臓 4 横指ゴム様硬.
四肢：下腿浮腫＋＋／＋＋(pitting). 皮膚：前胸部から腹部に 5 mm 前後の紅斑散在.
神経：脳神経正（眼球運動正，眼振なし，顔面触覚・咬筋左右差なし，顔面運動左右差なし，挺舌正中，カーテン徴候なし）　上肢バレー徴候正　指鼻運動正　膝踵運動正　深部腱反射(rt/lt)－二頭筋＋／＋－, 三頭筋＋－／＋－, 腕橈骨筋＋／＋, 膝蓋骨－／－, アキレス腱－／－, Babinski 徴候－／－.

身体所見からわかること

肝腫大と下肢の浮腫がある.

基礎資料4　検査所見

【検査所見】
WBC 20000（Band 5.0%, Seg 85.0%, Mo 1.0%, Ly 9.0%, 中毒性顆粒あり）/μL, Hb 10.9 g/dL, MCV 87.5 fL, MCH 27.8 pg, Plt 59.1 万/μL, T-bil 0.4 mg/dL, ALP 986 U/L, AST 41 U/L, ALT 33 U/L, LDH 185 U/L, ChE 144 U/L, γGTP 446 U/L, Amy 130 U/L, CK 42 U/L, TP 7.0 g/dL, Alb 2.6 g/dL, BUN 17.8 mg/dL, Cr 1.13 mg/dL, Na 138 mEq/L, K 4.6 mEq/L, Cl 103 mEq/L, Ca 8.8 mg/dL, P 3.4 mg/dL, UA 8.8 mg/dL, T-cho 119 mg/dL, CRP 16.28 mg/dL, BS 104 mg/dL, ESR 68 mm/hr, プロカルシトニン 0.40 ng/mL.
検尿：比重 1.023, pH 5.5, P 1＋, G－, OB 1＋, Uro±, Ket－, Bil－, WBC 1～4/HPF, RBC 10～19/HPF.
胸部 XP（立位 PA）：横隔膜 (rt/lt) 10 肋骨/10 肋間, CPA 鋭/鈍, 縦隔・肺野正.
心電図：HR 58, 洞調律, 軸正, 他正常範囲内.

検査所見からわかること

1) 活動性炎症状態はさらに進行．neutrophilia, thrombocytosis はさらに顕著．TP－Alb＝total Gl 4.4，CRP 16.28 に増加．
2) ALP はさらに 986 に増加．

入院後資料

【その後の経過】

・(X/12/15) 腹部紅斑の皮膚生検施行．フェキソフェナジン 120 mg/分 2 内服，プレドニゾロン軟膏塗布にて皮疹は消失．皮膚病理組織：表皮のごく一部に単核球浸潤，皮膚浅層には血管周囲リンパ球浸潤，<u>中毒疹として矛盾しない</u>．❶

・(X+1/1/4) 検査目的に入院．WBC 28500/μL, Hb 9.2 g/dL, Plt 52.3 万/μL, T-bil 0.7 mg/dL, ALP 1510 U/L, AST 56 U/L, ALT 38 U/L, LDH 169 U/L, γGT 651 U/L, TP 5.8 g/dL, Alb 2.0 g/dL, BUN 18.5 mg/dL, Cr 1.01 mg/dL, Na 136 mEq/L, K 4.3 mEq/L, Cl 101 mEq/L, UA 8.6 mg/dL, CRP 12.70 mg/dL, Glu 93 mg/dL, 同日肝生検施行，腹水は Douglas 窩に少量．
<u>肝生検病理組織</u>❷：小葉肝細胞には軽度の大小不同．中心静脈周囲にわずかな出血と胆汁色素散見．著明な病変はグリソン鞘にある．門脈域は拡大し好中球・単核細胞浸潤と浮腫・線維化を伴い，ductal・ductular cell が著しく増生し好中球が上皮に浸潤する．好酸球なし形質細胞ほとんどなし．sinusoid に好中球は認めない．血管炎・肉芽腫・腫瘍・膿瘍なし．

・入院後発熱 37.0〜38.0℃，寒気なし．食事は半量，排尿回数 10/日，排便毎日軟便．体重は 58.7 kg．(1/5) →58.1 kg (1/11) だが，徐々に腹部膨満傾向で，エコーにて腹水多量と判明．下腿浮腫不変．

・(X+1/1/10) <u>骨髄穿刺施行</u>．❸ 塗抹：有核細胞数 714000/μL, 巨核球数 100/μL, M/E 比 9.7, myeloid 系の過形成，各系統とも分化傾向あり形態異常なし，異常細胞なし．病理組織：cellularity 80〜90%, M/E 比 3 程度，巨核球数 1〜4/HPF と部位によっては増加，3 系統とも分化しており myeloid は好中球へよく分化し右方偏位認める．

・(X+1/1/10) 胸腹部 CT：皮下浮腫出現　肺野-右側少量胸水出現，<u>右S6結節不変</u>❹　表在リンパ節不変(鼠径は撮影範囲外)　縦隔リンパ節-最大径 5 mm 程度　<u>腹水大量</u>❺　肝-腫大 (42 slices＝210 mm)，囊胞不変　脾・腎・膵臓不変　腹腔リンパ節-<u>肝門部 41×22 mm，腹部大動脈周囲前回より増大</u>．❻

▶次ページへ続く

カンファ主導者の発言

❶ 非特異的皮膚炎．特異的診断に供しない．

❷ 肝は胆管閉塞の上流に起こる古典的な acute cholestasis の組織像．

❸ 骨髄は末血から知られるとおり myeloid-megakaryocytic hyperplasia.

❹ S6 孤発肺結節は不変．進行増悪中の疾患とは別件であることが示唆される．

❺ 腹水胸水増量．

❻ 肝門部腹部大動脈周囲リンパ腺増大．肝さらに腫大．

・（X+1/1/11）WBC 34900 ❼ （band 4%, seg 89%, mo 2%, ly 5%, 中毒性顆粒あり）/μL, Hb 10.1 g/dL, Plt 56.5 万/μL, T-bil 2.2 mg/dL, ALP 1952 U/L, ❽ AST 96 U/L, ALT 54 U/L, LDH 253 U/L, γGT 671 U/L, TP 5.7 g/dL, Alb 1.8 g/dL, BUN 24.3 mg/dL, Cr 0.90 mg/dL, UA 8.7 mg/dL, Na 132 mEq/L, K 4.9 mEq/L, Cl 98 mEq/L, CRP 11.24 mg/dL, BS 121 mg/dL, IgG/A/M 1764/274/150 mg/dL.
腹水穿刺：淡血性 LHD 58 U/L, Amy 77 U/L, Alb 1.0 g/dL, TP 2350 mg/dL, Glu 131 mg/dL, 浸透圧 272 mOsm/kg, CEA 0.7 ng/mL, CA19-9 16 U/mL, WBC 1700（Band 2%, Sg 79%, Mo 1%, Ly 16%, other 2%）/μL, RBC 2 万/μL, Plt 0.2 万/μL．
腹水セルブロック：好中球多数，中皮細胞，組織球．
・（X+1/1/16）気管支鏡検査：声帯可動性良好，両気管支に少量白色粘稠痰付着，中葉枝の粘膜発赤，右B6は観察上有意な所見なく透視にてS6末梢の病変探れず生検は断念し簡易洗浄して終了．洗浄液細胞診-扁平上皮細胞，円柱上皮細胞，❾ dust cell, 好中球．洗浄液培養：α溶連菌 3+，ガフキー 0 号，結核菌・非結核性抗酸菌PCR陰性．

❼ leukemoid neutrophilia の域に達しつつある．

❽ ALP は 1952，ついに高 Bil 血症が出現し始めた．

❾ 円柱細胞に粘液空胞は認めたか？（→担当医：再検します．）

プロブレムリスト P113 へ

御負け種々

関節炎の terminology

1） 末梢神経ニューロパチーに polyneuropathy と mononeuropathy がある．神経障害の本態で分ける．関節炎も同様に分けて考えることができる．

分け方	呼称		例
障害の関節数	孤発関節炎 single arthritis 多発関節炎 multiple arthritis	一個だけ侵されている 複数個侵されている	
関節炎の本態	単関節炎 monoarthritis 多関節炎 polyarthritis	疾患の本態として単個単位で関節を侵す 疾患本態として多数個関節を侵す	感染性化膿性関節炎・痛風関節炎 関節リウマチ・反応性ライター関節炎

2） このように考えると混乱しない．たとえば次のように病像の記述も簡潔明瞭にできる．
　・膝関節だけでなく股関節からも細菌が検出された．多発単関節炎 monoarthritis multiplex の状態である．
　・片手首の孤発関節炎で始まったが本態は多関節炎だった．今や両手首両手指の多発関節炎となり病像が完成した．
3） 複数個侵されていて単・多関節炎かが未だわからなければ，本態には触れず多発関節炎と関節数だけで記述する．複数関節が侵されていることだけは間違ってはいないから．

第4章

プロブレムリスト
検討と結論

Case 01 84歳女性

外来症例 　基礎資料 P10 へ

担当医：総合内科医
難易度：高尾山

👤🔍 担当医

✦ プロブレムリスト（入院時）

#1　気管支喘息　[-.12.04]
#2　間欠的発熱　[-.12.04]

✦ プロブレムの記述と検討

#1　気管支喘息
A）前医の治療にて十分コントロールされている．内服薬は中止する．
P）Tx：フルタイド® エアー　1日2回吸入
#2　間欠的発熱
A）発熱以外ほとんど症状はなし．体力低下に伴い転倒し来院した．被包化した胸水は以前からあるようだ．しかし低蛋白[1]・貧血・高CRP血症を認める．
CT 検査にて上行結腸・横行結腸の壁肥厚を認める．何らかの腸炎が考えられる．経過はおそらく慢性．腸閉塞も起こり得るので，絶食とする．
培養検査を行った上で，抗生物質を始めてみる．経過をみて大腸ファイバーを行う予定．
P）Dx：静脈血培養・便培養
　　Tx：絶食
　　　　点滴：ビーフリード® 500 mL×3・セフトリアキソン 1 g×2
　　Ex：本人・娘へ
発熱・CRP 高値の原因を調べた．大腸に炎症を起こしている．これから調べる．腸に負担がかからないように絶食にした上で治療を始める．

✨ カンファ主導者の発言

[1] 低蛋白でなく低 Alb に意味がある．

🕵🔍 カンファレンス主導者

✦ プロブレムリスト

#1　気管支喘息
#2　間欠的発熱

▶次ページへ続く

プロブレムの記述と検討

#1 気管支喘息

S) 10年来？ 最近発作なし．フルタイド®常用．当初の発作が喘鳴発作か咳き込み発作か不明．労作時の息切れ不明．

O) 聴診：正．心電図：正．血算：好酸球0．胸XP：横隔膜ドーム状10肋骨高．CT：ブラ（－）．

A)
- 老年期に発症の"喘息"．高齢者のadult-onset BAとCOPDの区別は難しい場合がある．咳き込み発作・労作息切れは不明だが，肺はhyperinflationなくbullaeなくステロイド吸入著効？ 肺気腫はない．
- non-allergic asthmaだろう．infection-induced BAではないか．この高齢で無難な日常だったから発作予防吸入継続が賢明．

P) Tx：フルタイド®エアー1日2回吸入．

#2 間欠的発熱

S) 1ヵ月来の無症状間欠的発熱．1日で下熱しては再発．体重変化は不明．最近便秘気味．

O) 齲歯・歯周囲炎（－）．腹触診正．検尿正．Hb 9.2, MCV 80, Alb 2.5, CRP 6.32, Fib 423, ESR 47．胸XP-CT：被包胸水・肺門胸膜石灰像（－）．腹部CT：上行～横行結腸全周性壁肥厚・周囲脂肪織濃度上昇．CEA 1.2 ng/mL．

A) 1ヵ月前からのくすぶり炎症を伴う疾患．間欠性の発熱が奇妙．pyogenic bacteremiaではない．neutrophiliaもlymphocytosisも伴わない．あえて言えば軽度monocytosisであるが，老人なので安易に疾患と結びつけることはできない．

step1 この"炎症事態"の本性を考える．

- 感染症か非感染症か，いずれとも決しがたい．通常の化膿性細菌感染ではなく，かといってウイルス感染がかかる間欠発熱をきたすとも思えない．immunological diseaseならば大動脈炎くらいしかありそうにない．
- 被包化した胸水は，この年齢では古い結核性炎とするのが妥当．石灰像があれば疑いはない．"水"の性質が穿刺でわかれば理解はより進む．代わりにせめてCTナンバーが有用．

step2 この"炎症事態"の場所を考える．

- ここで，大腸のCT所見が意味を持って登場する．
- くすぶり炎症の場所は大腸だろうか．壁の肥厚は上行から横行までの長さに及び，さらに周囲に浮腫を伴っている．ここに炎症の場を求めるのが妥当．軽度ながらも周囲炎（腹膜炎もあるに違いない）のある部位に違和感もない腹部触診は疑問である．

step3 この病気の正体を考える．

- 炎症を伴っているが，本態は腫瘍か炎症疾患か？ これだけの長さの大腸にしかも炎症を伴って症状が発熱だけとは，大腸癌の有り様とかけ離れている．CEAも正常．
- 潰瘍性大腸炎なら壁の肥厚は充血浮腫だろうに下痢も出血もないことはあり得ない．クローン病はCT所見だけでならあり得る．だがこれほどのものが大腸限局で，しかも相当な時間を経ているはずなのに高γGL血症は強くなくこれまで下痢も腹痛も何もなかったようだ．
- 感染性疾患なら原因微生物は特殊な菌群ではないか．放線菌？ 結核菌？ アメーバ？ 長期連用のステロイド外用がiatrogenic Cushing syndromeをきたすことはあるが，ここにはその徴候はなく，易感染は考慮しなくてもよいだろう．
- ここまで考察はしたが結論を想定できない．組織診断を待つ．

P) Dx：動脈血便培養・FOB・CF．

その後

#2　間欠的発熱→腸結核 ②
A）動脈血・便培養陰性．抗生物質投与後，再検 CT 同様所見．
CF（2 週後）：上行横行結腸全周性に狭窄・粘膜浮腫状で凸凹不整・びらん〜浅い潰瘍散在・出血なし．
生検組織：乾酪性肉芽腫（巨細胞）・Z-N 染色陽性・CMV 染色陰性．
腸結核．INH・RFP・EB 開始．高熱なし．食欲回復．

の発言

② 回腸盲腸を避けた右半大腸結核．リンパ腺が豊富なことと内容物が溜まって粘膜との接触時間が長いことが，回腸盲腸部を結核好発部位とするとされている．この人ではいかにして結腸に結核菌が到達したのだろうか．粟粒結核はないから全身血行性散布ではない．菌が潜在していた腹部局所のリンパ腺の再燃が直接大腸壁に浸潤したのか．菌汚染食物の摂食ならば外部との接触乏しいこの人では近辺に排菌者がいることになる．それより，陳旧性胸膜病変のある肺の微小結核肉芽腫からステロイド吸入に誘発されて気道内に排菌され，それを嚥下したというのがもっともありそうである．喀痰の検査は必要だろう．
[→担当医：CT 値胸水 9・被包部 42，喀痰（唾液？）結核菌塗抹培養 PCR（-）でした．]

Case 02 83歳男性

入院症例 　　　　　　　　基礎資料 P13 へ

担当医	初期研修医
難易度	高尾山／富士山／エベレスト

😐🔍 担当医

✱ プロブレムリスト

- #1　慢性肝炎
- #2　肺気腫
- #3　前立腺肥大症
- #4　緑色連鎖球菌菌血症

✱ プロブレムの記述と検討

入院後 ❶ 経過
#1　慢性肝炎　飲酒歴なし
S) 6年前9月　AST 85 IU/L, ALT 128 IU/L. その後も高値が遷延.
4年前2月　Tcho 236 mg/dL, TG 164 mg/dL, LDL 183 mg/dL, HDL 46 mg/dL, TG 176 mg/dL. クレストール®（2.5）1T/日内服開始. 体重は6年前まで 62 kg, 5年前 71 kg.
4年前12月　腹部 CT：脂肪肝, 肝辺縁やや鈍, 肝左葉に微小石灰化あり
4年前6月　HCV 抗体, HBs 抗原, 高ミトコンドリア抗体陰性, ANA 40倍
3年前3月　脂肪肝による肝機能障害との診断で N 消化器科へ紹介.
2年前11月　AFP 8 ng/mL, PIVKA II 137
2年前12月　肝プリモビスト® MRI 脾腫あり, 肝右葉に微小嚢胞あり, 肝腫瘍なし
昨年8月　腹部 CT 肝辺縁不整, 脾腫あり. ❷
O) 身長 166 cm, 体重 72 kg, 腹部所見：膨隆あり, 圧痛なし, 腸蠕動音正常
血液検査（11.3）AST 98 IU/L, ALT 37 IU/L
血液検査（11.13）IgA 809 mg/dL, IgM 98 mg/dL, IgG 1703 mg/dL, ヒアルロン酸 230, PIIIP 0.85, 血清蛋白分画 Alb 44.7%, α_1G 4.2%, α_2G 11.0%, βG 13.6%, γG 26.5% ❸
腹部 CT（11.3）肝辺縁不整, 脂肪浸潤あり, ❹ 脾腫あり ❷
A) etiology を特定できない慢性肝炎. ❺ CT 上脂肪肝があり NASH を疑う？　入院後は UDCA, クレストール® の内服中止して経過観察.

▶次ページへ続く

💬 カンファ主導者の発言

❶ 入院後ということは, 基礎資料時点の後に入手した情報も加えた記述と受け取る.

❷ 脾臓サイズがなければ解釈困難.

❸ TP なくて分画だけでは意味を減じる.

❹ **CT は具体的な所見を示す.** 脾臓や肝臓のサイズ, 脂肪浸潤ではなく density. 脂肪浸潤と脂肪変性の違いを調べなさい.
（読影）肝内部は全体的に低濃度.

❺ 慢性肝炎で知るべきこと：etiology・程度・炎症活動度.
etiology—脂肪肝あることから確かに NASH も候補に挙がる. この高齢発症では Wilson 病は考慮外.
程度—6 年前 AST＜ALT, 本年 AST＞ALT. 脾腫というが意味あるサイズか. そうなら門脈圧亢進鬱血脾？　若年なら肝生検で組織像検討するところ.
炎症活動度—ANA×40. γglobulin は 2.0 g/dL 弱のようだ. 炎症の場は肝臓以外にはないから, 活動性がある肝炎.
これらより肝硬変のレベルに達していることもあり得る.（→😐担当医：何となくではなくて, ひとつひとつ順番に系統的な枠組みに従って考察しないといけないんですね！）

P）現在なし．❻
#2　肺気腫
S）4年前労作時呼吸苦を娘に心配され，❼当院P科にて呼吸機能検査．本人自覚症状なし．FEV(1.0) 48.06％，％VC 93.8％で高度閉塞性障害．COPDの診断でスピリーバ®18μg 1日1回開始．
昨年8月犬の散歩でヒューヒュー聞こえるので，家人が心配し当院P科受診．本人自覚症状なし．肺気腫・気管支喘息の診断でアドエア®250μg 1日2回開始．胸部CTでは両側肺野に小葉中心性の小さな気腫❽が多発．bulla❽も散見．
家族によると普段50m歩くだけでもゼーゼーするが，休むとすぐに静まる．安静時は呼吸症状なし．普段から毎日15分程度の散歩し階段でも息切れはない．昨年10月から右膝痛で散歩の時間が短くなった．
喫煙歴 40〜50本/日（10〜70代）
O）肺音清，wheeze なし，crackles なし
胸部XP（11.3）正常　肺野清明，CTR 51％，横隔膜平定化なし
心電図（11.4）HR 106回/分，正常洞調律，正常軸，心室肥大所見なし
呼吸機能検査：（11.11）FEV(1.0) 57.65％，％VC 71.7％
　　　　　　　（11.17）FEV(1.0) 63.58％，％VC 74.0％

❾
A）呼吸機能検査上閉塞性障害は明らかではない．❿
自覚症状に乏しい．画像上は肺気腫．
P）Tx：入院時よりアドエア®250μg 1日2回，スピリーバ®18μg 1日1回吸入継続
　　Ex：11.19 当院P科再診
#3　前立腺肥大症
S）10年以上前から1日15回ほどの排尿，1回量はコップ2杯．排尿意図後すぐ排尿，排尿時間は20秒ほど．残尿感はない．このようになった時期は覚えていない．
O）直腸診　前立腺腫大軽度あり，圧痛なし⓫
腹部CT（11.4）前立腺 5.5×3.8 cm
A）11.15より自尿100mL/回と減量，適宜導尿施行し400〜1000mL/回の排尿．尿道から少量の出血．U科受診し，前立腺肥大症・尿閉の診断．
P）Tx：ユリーフ®（4）2T/日，ウブレチド®（5）1T/日，尿道バルーン留置
　　Ex：11月27日U科再診
#4　緑色連鎖球菌菌血症
S）5年ほど前から荷物の上げ下げに時々右股関節に違和感を感じたが痛みはない．家族によると昨年10月21日頃より腰痛⓬訴えていた．寛解/増悪因子はなく，訴えは一定しなかった．
11月3日朝より倦怠感．11時30分 37.9℃の発熱．12時30分頃にはどこと言えない苦しさでじっとしていられない感じだった．体温38.5℃．14時30分には倦怠あるだけでN消化器科独歩受診．朝食は半分ほど．咳・鼻汁・咽頭痛・頭痛・胸腹腰痛・関節痛・筋肉痛などはない．悪寒・戦慄なし．

▶次ページへ続く

---

❻ 内服中止はプラン．P）Tx：内服中止．

❼ [NG] 自覚症状ないのに労作時呼吸苦を心配とは？**症状・所見の区別**を意識せずに漫然と使用してはならない．（→😐 厳密に考える習慣がありませんでした．それで済んできました．）

❽ **気腫/bulla/bleb/cyst** を調べなさい．

❾ 閉塞性肺疾患がある時に起こり得る身体所見はあるのかないのか？［→😐……（無言）．］

❿ 4年前の閉塞障害から混合性換気障害になってきたが，吸入薬で閉塞障害は当初より改善．

⓫ 触知したのだから硬さも記載．

⓬ Fight! この腰痛と今回の#4プロブレムといかなる関係ありとしているか？（→😐 関係ないと思います．なんとなしに書いてしまいました．）

同日当院救急外来受診．胸部 XP，腹部エコー，腹部 CT 行うも発熱の原因はっきりせず，解熱鎮痛薬処方された．食欲なくアイス 2 口食べた程度．20 時にカロナール®内服し 37℃台まで解熱したがすぐに上昇．戦慄はない．発汗なし．寝ていてもじっとしていられなくて体をあちこちに向けてベッドから滑り落ちた．そのまま眠れた．4 日早朝 39℃，トイレにも行けずベッドの上で尿失禁．当院内科受診し入院．⓭

O）体温 37.9℃，血圧 113/59 mmHg，脈拍 111 回/分，SpO_2 94%（RA），結膜貧血なし，充血なし，強膜黄染なし，頸部リンパ節腫脹・圧痛なし，口腔内すべて義歯，口腔内に外傷所見なし，項部硬直なし，心音整，雑音なし，肺音清，wheeze，crackles なし，手指 皮下結節，色素斑なし．下肢 浮腫なし，右股関節外側に圧痛あり，右股関節屈曲外転時に疼痛あり，背部 CVA 叩打痛左陽性，脊柱叩打痛陰性，直腸診前立腺圧痛なし
脳神経 II-XII 特記すべき所見なし，深部腱反射（橈骨，上腕二頭，上腕三頭，膝蓋腱，アキレス腱），Babinski －/－
胸部 XP（11.3）：正常
腹部 CT（11.3）：右股関節裂隙内にガスのようにも見える low density area あり
血液培養：*S. intermedius* 陽性 ⓮
心エコー（11.5）：EF 64%，FS 35%，LV contraction 正常，LVDd 40 mm，LVDs 27 mm，IVST 12 mm，PWT 12 mm，AoD 36 mm，LAD 36 mm（51×41 mm），E/A 0.7，VC 1.4 cm
呼吸性変動あり．弁膜症なし．疣贅なし．
股関節 MRI（11.5）：右股関節液少量，顕著な炎症像なし，⓯ 大腿骨頭軽度変形，軟骨下に骨嚢胞複数あり
右股関節穿刺（11.11）：関節液採取できず
右股関節 CT（11.16）：股関節変形，大腿骨頭皮質下嚢胞形成，関節裂隙に LDA なし
A）感染部位不明の緑色連鎖球菌菌血症 ⓰
P）Dx：心エコー（11.19）
　Tx：PCG 400 万単位/q6h，アシノン®（150）2T/日

⓭ よい病歴．（→☺基礎資料収集時は患者家族の言うことをそのまま聞いていただけでした．今一度質問して確かめながら問診し直しました．）

⓮ 何本採取して何本陽性？　何時間で陽性？　菌量推測できる．

NG ⓯ 炎症像不可！　所見！（→☺所見と判断が，どうしてもごっちゃになってしまうのです．報告書でも混在していて違いがよくわかりません……．）

Fight! ⓰ 現時点で緑色連鎖球菌菌血症までは結論できる．そこから，発症はいつ，侵入門戸，何を契機に，その後の進行は急性/亜急性，菌血症続発病変を考察する，情報が足りなければ補充する．治療に対する反応は？　それらの情報で最終結論を求める．

☺ 担当医・ぼくの反省

現病歴は患者家族が話すことを聞いているだけではなくて，その時その場の状態を知るためにこちらから踏み込んで質問しないと，出来事を組み立てられませんね．考察も系統的に枠組みに従わないと深い考察ができないとわかりました．

その後の経過

股関節炎は証明されなかった．心エコーも問題なかった．感染部位不明の菌血症として感染性心内膜炎に準じて治療．3 日間 ABPC/SBT 1.5 g/8h，25 日間 PCG 1600 万単位/日静注．
入院後約 2 週間で解熱．入院 31 日目に退院．

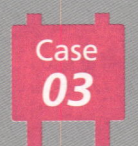

Case 03 77歳女性

入院症例　基礎資料 P16 へ

担当医	初期研修医
難易度	高尾山　富士山　エベレスト

担当医

プロブレムリスト

#1　巨赤芽球性貧血［本年．07.09］

プロブレムの記述と検討

#1　巨赤芽球性貧血［本年．07.09］
S）食欲低下を主訴に近医受診．Hb：4.1 と著明な低下，MCV：121.6 と増加．大球性貧血の精査加療目的に当院紹介受診．①
O）②
●バイタル
HR：87（整）
●身体所見
眼瞼結膜：蒼白　舌：舌乳頭の萎縮あり
Romberg：陰性　深部感覚関節位置覚：正常　上肢バレー：陰性
ミンガッチーニ：陰性
●検査結果
［血算］
〈血算〉WBC 2980/μL, RBC 103 万/μL, Hb 4.2 g/dL, Ht 12.8%, Plt 13.0 万/μL, MCV 124.3 fL, MCH 40.8 pg, MCHC 32.8%
〈血液像〉RBC 大小不同，網状赤血球 1.5%，網状絶対値 2 万/μL，好中球過分葉 ③
［生化学］
TP 6.2 g/dL, Alb 4.6 g/dL, T-Bil 5.1 mg/dL, D-Bil 1.5 mg/dL, AST 72 IU/L, ALT 46 IU/L, LDH 2882 IU/L, Fe 168μg/mL, TIBC 193μg/mL, UIBC 25μg/mL ④
フェリチン 148.0 ng/mL, BNP 44.9 pg/mL ⑤
［ECG］normal sinus rhythm ⑤
［胸部 XP］CTR 58% ⑤
A）
入院時の採血にて大球性貧血を認めた ⑥ ため巨赤芽球性貧血，MDS，その他白血病性疾患を疑う．
▶次ページへ続く

カンファ主導者の発言

① 2 年前から食欲不振で体重ゆっくり減少．

② BP 110/56，心肺：正，DTRs：正常，浮腫なし，は考察に必要．

③ 検鏡でジャガイモ型赤血球（megalocyte）はあったか？（→☺担当医：わかりません．）

④ TIBC・UIBC の 2 つを並べること不要．
　Fe＋UIBC＝TIBC．

⑤ BNP，ECG，CTR をこのプロブレムに置く意味は何か？　このプロブレムに置いたなら，A の議論にはこれの意義が言及されねばならない．

⑥ 事実に反する．前医資料ですでに大球性貧血が判明．

鑑別のためにマルク施行．来院時のHbが4.2と著明な低値であったため7/6, 7/7で2回RCC 2単位の輸血を施行．❼
　今後は食欲不振の精査として腹部エコー検査，胃内視鏡検査施行予定．❽
P）Dx：ビタミンB₁，ビタミンB₁₂，葉酸，骨髄穿刺

＊結果：ビタミンB₁ 19 ng/mL，ビタミンB₁₂＜50 pg/mL，葉酸13.7 ng/mL
［骨髄穿刺］巨赤芽球，好中球の過分葉を認める❾
P）Tx：メチコバール® 500μg/1mL/A　筋注・フォリアミン®錠（5 mg）4T/日

------

❼ NG
入院後資料の混入はルール違反．無意識に違反を続けていると思考の正しい枠組み・筋道は養われない．

❽ 何を知ろうとするか？

❾ Fight!
顕微鏡所見（定性定量的）を正しく系統的に：cellularity・ME比・MGK・differential・non-marrow cell（ex. carcinoma）．骨髄所見は初期研修医のうちには難しいだろうが，末梢血所見は正しく読めなければならない．PA-type neutrophil（大型後骨髄球）はあったか？

カンファレンス主導者

プロブレムの記述と検討

#1　巨赤芽球性貧血［本年．07.09］
A）
1）末梢血に赤芽球不在で好中球減少を伴う明白な**大球性高色素性貧血**．高間接ビリルビン血症と高LDH血症で**無効造血**は間違いない．好中球の過分葉もあり，ジャガイモ赤血球があれば申し分なし．巨赤芽球性貧血である．経験を積めば骨髄検査は不要．白血病は全く考慮しない．

step1　まず，この疾患の原因域を考察．

- etiologyはVB₁₂欠乏と葉酸欠乏．この人に葉酸欠乏はあり得るか？　酒飲みでもなく，摂食量が減ったとはいえ野菜好き．これほどの高度慢性貧血に葉酸単独でなるか．これは**VB₁₂欠乏**．
- VB₁₂欠乏の理由を考える．腸管内でVB₁₂を横取りする条虫の卵を食した機会があったとは思えない．好酸球増加症もない．VB₁₂を吸収する回腸の慢性疾患がある消化管徴候は皆無．よって摂取不足か内因子欠乏による吸収障害である．
- ここで食欲不振とVB₁₂欠乏貧血の関係を考える．同一疾患としての関係か，別個の無関係事態か？　2年前の食欲不振の発症当時から，この高度な貧血が無症状のまま持続したとは考えられない．食欲不振の先行を示唆する病歴は話の飛ぶ本人からではなく娘の証言もあって信用できる．関係ありとするなら食欲不振疾患が先行して最近ついに貧血をもたらした．つまり慢性萎縮性胃炎の**胃壁細胞**減少で貯蔵VB₁₂を使いはたしてとうとう巨赤芽球性貧血となったのか．
- もし食欲不振疾患は無関係とすると，mental depressionで摂取不足の欠乏症となったか？　なにせ肉嫌い．ハム，ソーセージや魚介は少しは食べていたのだろうか？（このような疑問が浮かべば問診できたはず）とはいえ，この高度さは悪性貧血としたものだろう．
- 上部消化管内視鏡で萎縮性胃炎の**小腸上皮化成**所見があれば，壁細胞は激減して内因子は欠乏状態である．

▶次ページへ続く

> **step2** ついで，この疾患によった結果域を考察．
> - VB₁₂欠乏による障害は貧血のみでさいわいに脊髄障害はない（のだろうね？）．貧血がもたらす異常，老人では特に心不全，も今のところ認めない．昨日まで何でもなかった上に，不整脈なく高血圧なく心雑音なく心電図正常で発熱もないのだから，安静入院で明日突然心不全になることはない．急いで輸血の必要はない．医学診療では，しなくてもよいことはしてはならないと心する．
> - VB₁₂を補充すれば1週後には爆発的に網状赤血球増加して貧血は回復し始める．食事が摂れるなら外来治療で十分である．
> 2) 悪性貧血の外来でのVB₁₂補充は，始めの数日は毎日近医医院にVB₁₂注射を依頼し，1週後に受診させて網状赤血球の増加・LDHの減少を確かめる．効果あればこの後は1ヵ月に1回の注射治療を近医に依頼すると同時に貧血の回復も確かめてもらう［＊維持メチコバール®治療2013年：注射500 μg1回122円＋処置180円/月もしくは大量毎日内服（500 μg1錠21円）1890円/月］．高度貧血では確かな効果を得るために初期大量投与してきた．顕著な回復期に葉酸摂食量が足りないとその不足になるかもしれない．今はマスクされている鉄欠乏状態が顕性となって鉄欠乏性貧血となることもある．この人でも胃癌の小量出血による鉄欠乏状態がマスクされているかもしれない．
> 3) この考察を踏まえて診断治療プランを決める．
> P) Dx：便潜血（G）・上部消化管内視鏡．
>   Tx：メチコバール® 500 μg/1mL/A 筋注・フォリアミン® 錠5mg 4T/日．

☹ 担当医・わたしの反省

何となくの診察とただ話を聞いただけの問診では，肝心なことはわからないですね．でも，何を尋ねるべきかがわからないんです．十分な基礎資料を収集するにも，基礎資料をプロブレムごとにS）O）を抜粋するのにも，勉強して正しい疾患の知識を身につけていないとできないってことがよくわかりました．

御負け種々

赤血球の品質（一個一個の品質である）

	巨赤芽球系列	大赤芽球系列	正赤芽球系列	
赤芽球	megaloblast	macroblast	normoblast	normoblast (hypochromic microcytic)
前赤芽球	promegaloblast	promacroblast	pronormoblast	
塩基好性赤芽球	basophilic megaloblast	basophilic macroblast	basophilic normoblast	
多染性赤芽球	polychromatic megaloblast	polychromatic macroblast	polychromatic normoblast	
正染性赤芽球	orthochromatic megaloblast	orthochromatic macroblast	orthochromatic normoblast	
赤血球	megalocyte	macrocyte	normocyte	hypochromic microcyte

1） 巨赤芽球・大赤芽球・正赤芽球とは核成熟の正常異常度をあらわす．それぞれの芽球に赤血球へ向かう成熟段階（前・塩基好性・多染性・正染性）がある．

2） 塩基好性・多染性・正染性は細胞質におけるヘモグロビンの合成度合いである．正染性において，完成赤血球と同じ量のヘモグロビンが造られている．

3） 低色素性小球性赤血球は核成熟に問題はなく，ヘモグロビン合成が乏しくて細胞質辺縁ではヘモグロビンが染まってもいない縮こまった赤血球である．

4） 研修用サンプル標本の検鏡は，まず末梢血の normocyte，すなわち正常の赤血球から始められよ．それから正常骨髄標本の normoblast の塩・多・正の段階の細胞質とその核を調べる．細胞質と核の成熟段階が対応しているさまを頭に入れる．

5） ついで megaloblast を観察されよ．特に多染色性球の核網に注目する．大きさだけに目を奪われてはならない．多染性正赤芽球との違いが目を引く核網の細かさが megaloblast の特徴である．この核網の成熟度と細胞質ヘモグロビン合成度のアンバランス，つまりヘモグロビンはもう相当量が合成されているのに核の成熟は遅れていることを納得されよ．細胞質のほうはお構いなくヘモグロビンを合成し続けて細胞は大きくなる．この典型例が VB_{12} 欠乏巨赤芽球である．

6） さて，上の正・巨系列の質問題がわかると，次の macroblast がよく理解できる．それでは十分量の抗癌剤が投与されている標本を持ってくる．多染性と正染性の赤芽球を normoblast と比べられよ．megaloblast のようには華々しくないが多染性でも細かめの核網が目に入るはずだ．正染性でも normoblast とは違って，もうヘモグロビンは赤血球ほども合成されているのに核はまだ核網が残って脱核していないのもあるだろう．これが macroblast（大赤芽球）．megaloblast ほどの核と細胞質の成熟アンバランスはないが，normoblast のようにはつりあってはいない．典型的な骨髄異形成症候群の標本をご覧なさい．本質的に macroblastic なことがわかるだろう．

7） 今度は鉄欠乏性貧血の標本があれば手に取って細胞質をご覧なさい．もう説明しなくてもおわかりだろう．

8） ここまで来ればあと一歩．今一度各系列の姿を目に思い浮かべる．正染性段階の各系列の赤芽球が脱核したと想像なさい．それが巨・大・正・（小）赤血球である．悪性貧血・鉄欠乏性貧血・骨髄異形成症候群そして正常人の末梢血標本を見よう．ジャガイモ赤血球も低色素性の赤血球もすぐそれとわかるはず．そして最後にその患者の血算の Hb・MVC・MCH・MCHC を見なさい．あの細胞を計測するとこの数字になるのである．

9） かくして，骨髄を調べなくても末梢血を見ればわかってしまうことがあることをおわかりだろう．そこまでの研鑽が望まれる．そしてこれは誰でもできる．

10） 上述は赤血球の品質についてで，他のシステムや骨髄の全体像についてではない．それはまたの機会としよう．

Case 04 **102 歳女性**

入院症例　基礎資料 P20 へ

担当医	初期研修医
難易度	高尾山　富士山　エベレスト

😐🔍 担当医

✖ プロブレムリスト

#1 　非定型抗酸菌症
#2 　慢性腎不全
#3 　神経因性膀胱
　#a　　誤嚥性肺炎

✖ プロブレムの記述と検討

#1 非定型抗酸菌症
S) ❶ X－7 年 8 月血痰．喀痰：ガフキー 1 号，培養 M. avium．未治療．胸部 CT：左下葉に拡張気管支の周囲に斑状結節影，左下葉枝の周囲にも濃厚な陰影．
X－2 年 6 月の喀痰：培養 M. avium．胸部 CT：両側中〜下葉にかけて拡張気管支の周囲に斑状結節影．その後の咳嗽，喀痰，血痰，発熱，体重減少については不明．開始時期不明だが，クラリシッド® を内服．
O) ❶ 体温 35.8℃　呼吸：17/min　SpO$_2$：98%（room air）　心拍：60/min
胸部 XP（AP 臥位）：横隔膜右後方第 10 肋間　左後方第 9 肋間，CTR 57%，CP angle 両側 dull，右中〜下肺野に網状影（＋），主気管支はやや右に偏位，気管分岐部は第 6 肋間．
胸部 CT：両側下肺野背側で透過性の低下している領域（＋），胸水（rt＞lt），右下葉　気管支周囲に粒状の濃度上昇．
A) X－7 年 8 月以前の発症．発症当時は血痰あり，咳嗽，喀痰なし．以後の症状は不明．画像上大きな変化はなく，沈静化した状態を維持していると考える．念のため，喀痰検査を行う．
P) Dx：喀痰塗抹
#2 慢性腎不全
S) 糖尿病・高血圧なし．X－2 年 9 月に指摘．体重・血圧の変化，浮腫，動悸，息切れについては不明．

▶次ページへ続く

> **カンファ主導者の発言**
>
> 重要 ❶
> S）O）は基礎資料のコピーペースト不可．
> S）O）をここに直しておいたように抜粋し簡潔に要約のこと．（→😐担当医：簡潔要約はよく考えないと……コピペは楽なのでつい……．）

	X-7/08/17	X-5/12/10	X-2/06/21	X-2/09/15
BUN	22	25	36	47
Cre	1.27	1.37	2.08	3.05
IP	3.3	3.8		3.8
Hb	10.1	10.2	8.3	8.9
MCV	95.9	110.1	114.8	93.0
尿蛋白		1+		2+
尿潜血		2+		2+

O)
血液検査
BUN 54, Cre 3.21, Ca 7.1, RBC 296, Hb 9.3, Ht 27.4, MCV 92.6, MCH 31.4 ❷
尿：尿蛋白1+　尿潜血1+　比重 1.007 ❸
CT
大血管：上行大動脈〜左右総腸骨動脈に軽度石灰化（+）
腎臓：腎盂拡張（−），尿管拡張（−），stone（−）
　　　（頭尾径×前後径×横径）右 69 mm×41 mm×33 mm，左 74 mm×32 mm×33 mm

A) X−2 年 9 月以前の発症．X−5 年より尿蛋白・潜血陽性，糸球体疾患の存在を示唆される．腎の濃縮能が低下して低張尿になっている．CT 上腎の萎縮あり．おそらく動脈硬化による腎硬化症 ❹ が原因と考え る．
Cre 3.21, 102 歳より eGFR 10.6 mL/min/1.73 m² のステージ 5．腎性貧血，❹ 高 P 血症あり．他には電解質異常はなし．
両側に胸水 ❺❻ みられるが，#2・#a のいずれに由来するか評価は困難．溢水をきたさないよう，少量の補液で経過観察．

#3　神経因性膀胱
S) X−2 年 9 月指摘．尿閉・尿路感染あり．尿路感染は抗生物質で治癒．尿閉はハイトラシン®，ベサコリン® 投与するが改善せず．X−2 年 10 月より尿道カテーテルを留置．
O) 尿検査
色調 麦わら色，混濁（2+），比重 1.007, pH 5.5, p（1+），glu（±），ケトン体（1+），Uro（±），Bil（−），WBC 100 以上，扁平上皮 5〜9, ガラス円柱（2+），顆粒円柱（2+），細菌（3+），尿細管上皮 1〜4 ❼
A) カテーテル留置を継続する．❽

#a　誤嚥性肺炎
S) X−2 年 9 月，#3 にて入院する前はカート歩行，生活は自立．退院後車椅子で生活，食事摂取以外は介助．物忘れはない．昨年 12 月よりムセ悪化．嚥下がやや困難．本年 5 月より，食事量が徐々に減少．この 1 週間は，自力での摂食不可．
7 月 21 日より車椅子乗降不能．リクライニングチェア利用．
7 月 26 日，血圧 70 と低下，体調不良との訴えあり．SpO₂ 80％台．

▶次ページへ続く

❷ Na 129, K 4.9, IP 5.2（Ca と IP は対で考えること）．

❸ 動脈血ガス pH 7.331, HCO₃⁻ 20.2．

❹ 良性腎硬化症・腎性貧血に賛成．電解質は低 Na 血症ではないのか？

❺ 著しい低 Alb 血症下に起こった肺炎に伴う．反応性胸膜炎だろう．

❻ 細菌性肺炎に伴った胸水に 2 つの異なった種類の胸膜炎がある．しらべなさい．

❼ コピペ不可．このプロブレムにかかわる有意な事項を抜粋せよ：混濁（2+），RBC 5〜9 非糸球体，WBC 100 以上，扁平上皮 5〜9, 細菌（3+）．

❽ P) Tx：カテーテル留置（A ではない）．

O) 意識レベル JCS I-2　血圧：92/58 mmHg（臥位，右腕）　脈拍：14×4，整　体温：35.8℃　呼吸：17/min　SpO₂：98%（room air）　心拍：60/min
肺　聴診：右下肺野で呼吸音減弱，coarse crackle ⑨
血液検査
CRP 19.6，⑩ WBC 7380
胸部 CT・胸部 XP：#1 を参照
頭部 CT：大脳の瀰漫性の萎縮（+）
A) 7月26日より発症．昨年12月よりムセ悪化あるが，CT で瀰漫性の萎縮あり，加齢に伴う脳機能低下と推測する．胸部 CT で **背側に透過性の低下している領域があり**，⑪ #a を起こしていると考える．嫌気性菌の感染も考え，ABPC/SBT を選択．嚥下評価の結果を見て食事を再開．
P) Dx：嚥下評価
　　Tx：絶食，補液，ABPC/SBT 6 g/日

⑨ なるほど，聴診所見が #1 に書かれてなかったが，#a 肺炎の所見としたことでわかる．（→😐……そんなに深く考えたわけではないけど……．)

⑩ CRP の値に注目．

⑪ この CT 陰影は #1 の病変としてある（#1 に書かれている）．ここで #a 病変とするとは話が錯乱している．（→😐実はどちらの所見か自信がなくて両方に入れました．区別するには所見の解釈や正しい疾患の知識が足りません．)

カンファレンス主導者

✖ プロブレムリスト

#1　非定型抗酸菌症
#2　慢性腎不全
#3　低栄養症
　#a　誤嚥性肺炎

✖ プロブレムの記述と検討

#1　非定型抗酸菌症
A)　*M. avium*．focal disease として安定．クラリシッド® 継続が望ましい．

#2　慢性腎不全
A)　超高齢者の腎硬化症による不全．年余にわたって緩徐に進行．自然に委ねよう．

#3　低栄養症
A)　Alb・ChE・**starvation ketosis** に見るごとく低栄養症は顕著である．経口摂取量の不足による．痴呆なき超高齢の老衰．積極エネルギー処置は医学を越えた社会的判断に任せる．

#a　誤嚥性肺炎
A)　両下葉に以前にはなかった境界不鮮明な結節顆粒陰影の集簇がある．細菌感染症であっても **発症当日に CRP が 20 まで増加することはない**．発症は 2〜3 日前だろう．好中球は核の左方移動はないが，細胞質は左方移動している（**中毒性顆粒**）．

> 😐 担当医・ぼくの反省
> プロブレムごとに資料をふるい分ける意義はわかりました．正確に資料をふるい分けるためには，患者の事態の理解と疾患の理解の両方が必要だということがよくわかりました．そして，それは能力なんですね．

御負け種々

好中球

1) 血算の好中球は血管内の好中球の一部である．採血されたのは中央の流血中のもので，それ以外に辺縁プール（marginal pool）といって血管壁寄りの辺縁にあって流血中には現われず，よって採血で算定されない好中球がある．
2) 辺縁プールの好中球はカテコールアミンによって辺縁を離れる．いわば急性ストレス状態では血算で好中球が増数する．しかし骨髄で増生しているのではないから，左方移動は見られない．
3) 好中球の左方移動は骨髄での増生と幼弱球の早期出現である．核についてよく知られている左方移動は桿状核球（band cell, stab cell）の割合増加である．ところで左方移動は細胞質についてもある．中毒性顆粒（前骨髄球アズール顆粒の遺残）で，さらに激しいと青いデーレ（Döhle）封入体（前骨髄球の細胞質の遺残）が出現する．
4) 激しい敗血症のスメアをご覧あれば，デーレ封入体が目に入るかもしれない．

腎不全

1) 概念用語は正しくなければならない．用語"腎不全"を検討しよう．
2) 急性にCre高値（高窒素血症）であれば，何でも急性腎不全と呼称しているように思われる．"高窒素血症"はたしかに腎臓が十分に機能を営めていない状態ではある．それには2つの異なった事態がある．
3)
 a) 健全な腎臓も有効腎血流量が低下していれば，その働きを十全には発揮できない．また尿路の狭窄閉塞で尿の流出が滞ればCre高値となる．これらの場合腎臓は健全であるから，腎血流量が回復し尿路の閉塞が解かれれば，ただちに高窒素血症は解消する．腎臓が"不全"なのではない．
 b) 腎臓自体が傷害されていれば，それが修復されなければ，腎血流量が十分になり尿路の閉塞が解かれたとしても高窒素血症は回復しない．これはまさしく腎臓の"不全"である．
 a)とb)は異なるのであるから異なる呼称でなければならない．a)は腎前性高窒素血症，あるいは腎後性高窒素血症と呼び，b)こそが"腎不全"である．
4) 慢性腎不全というだろう．このときの腎不全は常にb)である．ところが急性腎不全というときa)とb)を混在させている．慢性腎不全の"腎不全"と急性腎不全の"腎不全"が違っていてはいけない．
5) 8000mの高山に登ろう．高所低気圧のもとで低酸素血症になる．これは呼吸不全か？ いや，呼吸装置は不具合なくフル回転して高所登山を可能にする．下山すればただちに低酸素血症は良くなる．
6) もし肺が傷害を受けて肺水腫になれば，そのときこそ呼吸不全である．下山しても肺水腫がある間は低酸素血症は戻らない．腎が血流量減少で傷害を受けて急性尿細管壊死になれば，そのときこそ腎不全である．腎血流量が十分になっても高窒素血症は回復しない．
7) 腎不全・呼吸不全・肝不全・心不全，不全はすべからく不全であって，急性腎不全においてだけ異なるコトバでは言語の規則は失われ概念は崩壊する．

Case 05　83 歳女性

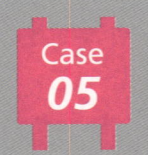

入院症例　基礎資料 P24 へ

担当医	初期研修医
難易度	高尾山 / 富士山 / エベレスト

担当医

プロブレムリスト

```
#1   統合失調症
 ❶
#2   高血圧症
#3   糖尿病
#4   慢性心不全
 #a   低血糖脳症
```

カンファ主導者の発言

❶ 変形性膝関節症はプロブレム.

プロブレムの記述と検討

#1　統合失調症
S) 指摘時期は不明. 精神科退院後, 内服治療を自己中断. 当時の詳しい状況は不明. 日常生活は自立.
A) 20代発症の統合失調症. 激しい精神症状はなく鎮静しつつあった.

#2　高血圧症
S) 2005 年 5 月, G 外科にて指摘.
2005 年, 血圧 210～145/119～87. 内服なし.
2006 年, 血圧 202～152/117～85. ディオバン®・アムロジン® の内服を開始. 内服量は不明.
2007 年, 血圧 154～133/93～83. ディオバン®・アムロジン® を内服. 以後, 血圧の推移は不明. アムロジン® 5 mg　1T1×を内服. ❷
O) 来院時 BP 160/110 mmHg ❸
末梢動脈は, 橈骨動脈触知 (+), 足背動脈触知 (+), 頸部血管雑音 (−). 喫煙 20 本×20 年・飲酒は機会飲酒 ❹
胸腹部 CT 上, 上行大動脈～大動脈弓～下行大動脈に, 石灰化が散在.
A) 2006 年 5 月発症のⅢ度高血圧. ＃4 発症に関与していると考える. ＃4 と上行大動脈～下行大動脈の石灰化以外に, 明らかな合併症は見られない. 血液検査, 画像検査では二次性高血圧を示唆する所見なし. 本態性高血圧と考える.
P) Tx : 135/80 を目標. ❺ レニベース® 5 mg 1T1×の内服.

▶次ページへ続く

の発言

❷ NG　規則違反：これらの過去の記録は基礎資料にない.

❸ 低血糖発作下では交感神経緊張・アドレナリン分泌がある. その所見があったなら (あったか?), その時の血圧は #2 高血圧症の血圧とはされない.

❹ NG　規則違反：飲酒喫煙の記述は O) ではない. S) である.

❺ 目標は P：プランではない. その目標に達するためにすることが P：プラン.

#3 糖尿病
S）2005 年に指摘．Glu 311，HbA1c 9.8．食事療法守れず．2005 年 2 月より，グリミクロン®0.5T の内服を開始．2005 年 4 月眼科で両眼に白内障．
4 月より，アマリール® 1T・メルビン® 1T に変更．5 月よりメルビン® 2T に増量．6 月よりメルビン® は中止しアクトス® 15 mg を開始．以後，内服で経過観察としていたがコンプライアンス不良のため，Glu，HbA1c は改善しなかった．
2007 年 2 月以降は Glu の推移は不明．この半年間は 100 前後でコントロールは良好． ⑥ グラクティブ® 25 mg 1T1×・アマリール® 3 mg 1T1×を内服． ⑥
O）身長 155.0 cm，体重 63.8 kg，BMI 26.6．
生化：Glu 45 mg/dL，HbA1c 5.4，TP 7.1，Alb 3.5，BUN 14，Cre 0.74．
尿検査：色調 麦わら色，混濁（2＋），比重 1.017，pH 6.5，pro（2＋），glu（－），ケトン体（－），OB（2＋），U（1＋），ビリルビン（－）．
A）成人発症の 2 型糖尿病．両眼の糖尿病性網膜症以外に，明らかな合併症を指摘されていない．もともと，甘い食べ物が好きで，食事のコントロールができていなかったことが誘因 ⑦ と考える．
入院前はグラクティブ®25 mg 1T1×・アマリール® 3 mg 1T1×内服でコントロールは良好． ⑥ 来院時 #a．
P）Tx：グラクティブ®・アマリール® 中止．

#4 慢性心不全
S）心不全をきたした心疾患を指摘されたことなし．発症時期不明．動悸，息切れなし．この半年間の体重変化は不明．
O）BP 160/110． ⑧
胸部聴診で全肺野に coarse crackle（＋），両下腿の浮腫（＋）．
胸部 XP：右下肺野に透過性の低下している領域（＋），CTR 72.8%． ⑨
胸部 CT：縦隔の拡大（＋），両側中〜下葉の胸水（＋）．
UCG
LV contraction：diffuse moderate hypo，EF 38.2%，LV dilatation（＋），LVDd 55.1 mm，LVH（－） valve：AR trivial，MR trivial．
右心負荷（－），IVC 拡張（－）φ19 mm，呼吸性変動乏しい印象，心嚢水（－），両側胸水（＋）．
ECG：HR 97 bpm，洞調律，PQ 間隔 120 ms，QRS 90 ms，QTc 440 ms，左軸偏位，移行帯 V3〜V4，V2・V3 で ST 上昇，T 波（－）．
A） ⑩ 今回両足の浮腫，意識障害を契機に入院．入院時，胸部聴診で Ⅲ音・Ⅳ音（－），全肺野で coarse crackle（＋），頸静脈怒張（＋）．心エコーで瀰漫性に収縮能の低下，EF 35%．心電図では，RV 5.6≧2.6 mV，RV 5.6＋SV 1≧3.5 mV で，左室肥大．高血圧，糖尿病あり．高血圧により心負荷がかかり，左室肥大に至ったと考える．左室肥大により，瀰漫性に収縮能が低下し慢性心不全になったと考える．高血圧，糖尿病ともに心不全の誘因 ⑪ となるが，今回は高血圧の関与が大きいと考える． ⑫
P）Tx：ラシックス® iv＋5％ブドウ糖溶液 iv．

#a 低血糖脳症
S）本年 6 月 30 日，昼頃より傾眠傾向．7 月 1 日朝いびきをかいて休んでいた．呼名するも反応なし．

▶次ページへ続く

---

⑥ NG 規則違反：薬剤歴も眼科所見も基礎資料にない．基礎資料では改善（－）と言っていた．

⑦ それが"何"の誘因というのか？ ［→😊担当医：……（無言）．］

⑧ NG 規則違反：この救急来院時血圧は #2 に書かれた．これを両股かけて心不全には書けない．思考の枠組み（規則）に従わないと思考不全でおわることになる．

⑨ AP写真ならば CTR をそのままには受け取れない．

⑩ NG 規則違反：基礎資料にない検査所見が満載されている．資料にないものに基づいて考察はできない．

⑪ Fight! 心不全の"誘因"とはいかなる意味か？ 漫然と言葉を並べている．然るべきテキスト（マニュアル不可）で"心不全"を勉強しなさい．

⑫ 正しい思考の枠組みで秩序立った正しい知識に従ったなら，考察は根拠を持って論理的になるだろう．

O) GCS E3V1M6, JCS Ⅲ-100.
生化：Glu 36 mg/dL.
頭部CT：明らかな出血・血腫（−）
A) 頭蓋内に器質的な病変は見られず，低血糖による意識低下が起きたと考える．⑬⑭嚥下障害を引き起こしていると考える．
P) Dx：血液検査，嚥下機能評価．

⑬ 低血糖脳症が除外診断というなら，たとえば脳出血巣があったら，何と考えるか？

⑭ 低血糖となった考察が欠けている．原因を理解しなければ再発予防はできない．摂食量低下もしくは薬剤の過剰摂取が誘因．残薬取り寄せて調べたか？（→☹いいえ．）

> ☺ 担当医・ぼくの反省

今まで生半可な知識や患者情報でも，何となくカルテは書けました．診療もできたつもりでいました．でも，その場しのぎでは真っ当な診療プランも立てられません．きちんと考えることをしてこなかったツケが来ました．

御負け種々

定義と診断基準

1) 診断する時，昨今はきわめてしばしば診断基準が金科玉条のごとくに使われるが，診断基準とはいったい如何なる意義を持つものかを考えてみる．

2) 「全身性エリテマトーデスとは何か？」と定義を問われた時，頭にとっさに浮かんだのは診断基準か，それともまこと定義か？　多くの人が診断基準で答えようとする．「イレウスとは何か？」と問うとまず返ってくるのは，閉塞性とか絞扼性とかのタイプである．「それは診断基準だ．定義は何か？　それは種類タイプだ．定義は？」と重ねて問われると，答えに窮することが多い．

3) "定義"と"診断基準"を定義せよ．
"全身性エリテマトーデスとは，……である"の……がその定義である．そこで，定義のものを知る方法を講ずるとしよう．手にとって見たところ，〈あれこれ〉があったら全身性エリテマトーデスといえる，とする．この時の〈あれこれ〉がその診断基準である．

4) 定義のもの全部の集合Aを仮想する．〈あれこれ〉のすべての集合BがピッタリAと重なれば（A＝B）診断基準は完全無欠．現実にはそのような診断基準はない．
A⊃Bなら診断基準を満たすものは間違いなく定義のものといってよいが，見落とし，すなわち偽陰性がある．診断基準は特異度が高いが感度に難がある．
A⊂Bなら診断基準は見落としはないが，かわりに実は違うものも定義のものとする，すなわち偽陽性がある．こちらは感度はよいが特異度に欠ける．診断基準は方便だから，マニュアルのワンパターン適用は心して注意しなければならない．

5) 定義するのは使った言葉の定義をまた迫られて厄介なこともある．そういう時，まさにそのものであるものをいくつか集めてきて，これがそれだと示すことが言葉による定義よりも意味がある場合がある．臨床診療では優れた経験はそういった性質を帯びている．それでも真正面から言語化する努力がなされねばならない．さもないと思い込みの妄想的診断を犯すことになる．

6) 日焼けして白血球が少なく腎炎もあって，このところ発熱した胸水がX線で見られて抗核抗体陽性と診断基準を5個も満たすからといってエリテマトーデスということにはならない．昔から日焼けによわく周期性の白血球減少症があって子供の時から蛋白尿が持続していて，昨今結核性胸膜炎に罹患した，のかもしれない．

Case 06 19歳男性

入院症例　基礎資料 P29 へ

担当医	総合内科医
難易度	高尾山　**富士山**　エベレスト

😐🔍 担当医

✖ プロブレムリスト

```
#1   発熱 [-. 6.17]
  #a   消耗性血小板減少症 [-. 6.17]
```

✖ プロブレムの記述と検討

#1 発熱

S) 生来健康．6/10 軽度全身痛．6/14 悪寒伴い 38.9℃，近医にて抗生物質，止痢剤処方．以後も 4 日間 39〜40℃，食事少量，水分摂取可．上気道症状なし，排便は 6/12 細い便 1 回，以後 1 日おき，いつもより硬め．

O) BT 39.0℃，BP 100/38 mmHg，PR 92/min・整．
結膜貧血・黄染なし．口腔内：舌乾燥，咽頭発赤軽度，扁桃腺腫大なし．表在リンパ節不触．
心音：I・II音正，雑音なし．呼吸音清．腹部：平坦・軟・腸音低下・圧痛なし・肝不触．左右季肋部叩打痛なし．下腿浮腫なし．皮疹なし．関節：圧痛・腫脹・熱感なし．脳神経：異常所見なし．項部硬直なし．
WBC 2600（Seg 77%，❶ Ly 9.0%，Mo 4%）/μL，Hb 14.1 mg/dL，MCV 83.2 fL，MCH 29.3 pg，Plt 5.2 万/μL，Ret 1.4 万/μL，TB 1.1 mg/dL，AST 93 U/L，ALT 79 U/L，ALP 241 U/L，LDH 653 U/L，TP 6.0 g/dL，Alb 3.7 g/dL，BUN 10.9 mg/dL，Cr 0.93 mg/dL，Na 132 mEq/L，K 3.4 mEq/L，Cl 96 mEq/L，CRP 11.78 mg/dL，RPR 定性 －，TPHA－，HBsAg－，HCVAb－．
胸部 XP：特記事項なし．胸腹部 CT：肺野・縦隔正，腹部・骨盤部少量腹水，肝腫大（縦幅 20 cm）・脾腫（13 cm 内部一様），副腎・膵臓・胆嚢正，腎 11/12.5 cm，腸管正．
A) 好中球減少，Hb 正常だが網状赤血球低値であり，この 2 系統は骨髄から末梢へ出てきていない．❷
少なくとも 2 系統の血球減少，肝脾腫，LDH 高値，少量腹水を伴う発熱．❸ 感染であれば，ウイルス＞＞細菌．ウイルス抗体提出，適宜血液培養採取．
腫瘍であれば，リンパ節腫脹なくリンパ腫はひとまず否定．❹ 白血病も今のところ末梢血液中に白血病細胞見られず．
血球貪食症候群，❺ 特にウイルス感染随伴は十分考え得る．血球貪食症候群はいわゆる膠原病にも合併し得るため，抗核抗体など提出．

▶ 次ページへ続く

🗨 カンファ主導者の発言

1 好中球に左方移動はない．リンパ球増加症もなく異型リンパ球も出現していない．

2 では血小板減少は何と考える？ 好中球減少とは違うメカニズムで起こっていると考えるわけだね．（→😐担当医：そうです．）

3 急性発熱．感染症らしい．肝脾腫ありながら1個のリンパ腺腫大もない急性ウイルス感染症は考えられない．

4 脾臓だけ，肝臓脾臓だけ，のリンパ腫がある．リンパ節腫脹不在によっては否定できない．

5 cytopenia は血球貪食症候群でもあり得そう．フェリチンは？（→😐 2837 です．）

CASE06　19歳男性

#a 消耗性血小板減少症
O) PTINR 1.68, APTT 37.3s（62.4%）, Fib 309 mg/dL, Ddimer 29.4 μg/mL.
A) Ddimer 上昇, PT/APTT 延長しており，血栓形成による血小板・凝固因子消耗を示唆．限局 or 瀰漫性凝固亢進状態❻がある．#1 の病態と関連あるはず．
血栓形成の有無検索のため下肢静脈エコー行う．

❻ 赤血球の破砕像は？（→☺報告にはありません．）

カンファレンス主導者

✖ プロブレムリスト

#1　発熱

✖ プロブレムの記述と検討

A)
1) 少なくとも発症 4 日目の急性発熱疾患．症状・身体所見からは手がかりが乏しい．腫瘍や免疫異常症ではなく真っ先にこれは感染症である．抗生物質内服の partial response で病像がマスクされているかもしれない．
2) 異常所見は検査成績にある．肝脾腫軽度で肝酵素の軽度上昇を見る．つまり網内系に異変がある．好中球と血小板減少は**血球貪食症候群**でも**骨髄低形成**でもあり得る．凝固テストの延長もあって subclinical DIC の血小板減少かもしれない．表面上は発熱だけだが，表面下ではかかる広範な出来事を急性に起こしている．

step1　感染の部位を考える．
　脳，気道，肺，腎，尿路，心臓，筋肉，皮膚，関節，リンパ腺ではない．腸？　肝臓・脾臓？　bacteremia? viremia?

step2　病原微生物を考える．
　細菌と非細菌．前者をさらに一般化膿菌とその他，後者をウイルス・リケッチア群と真菌（寄生虫）に分けて考える．易感染性の全くない元気な若者が急性に発症してかかる 2) のような病像を呈している．通常の化膿菌，ウイルス，真菌ではない．

3) "〜でない" ばかりで，"〜である" が出てこない．

その後

#1　発熱　[–. 6.17] →急性腸炎 [–. 6.18]
　　　　→グラム陰性桿菌性急性腸炎 [–. 6.19] →腸チフス [–. 6.20]
#a　消耗性血小板減少症 [–. 6.17] →（包含）#1 [–. 6.21]〈済〉

▶次ページへ続く

#1
・補液のみで経過観察．⑦ 6/17 夕 BT 39.3, P 67, ⑧ 6/18 発熱持続，水様便 10 回/日，⑧ 腹鳴あり，自覚する腹痛なし，右側腹部圧痛あり．⑧ 点滴棒を持って病棟歩いており全身状態は悪くない．
・6/19 朝血液培養採取後 CTRX 2 g/日開始，WBC 3200（Mye 1, Band 8, Sg 70, Mo 5, Ly 15, atyp-Ly 1 ⑧），Hb 13.7, Ret 1.4 万/μL, TB 0.9, AST 312, ALT 233, ALP 574, LDH 1133, TP 5.7, Alb 3.5, CRP 10.53. 同日昼，6/17 採取の血液培養より GNR 検出．
・6/20 より下熱，下痢も徐々に改善傾向へ．
・6/24 WBC 9300（N 34.5, Eo 1.0, ba 0.6, Mo 7.2, Ly 56.7），Hb 13.8, Plt 27.8 万, AST 114, ALT 408, ALP 758, LDH 391, CRP 0.94. 6/25 クラビット® 500 mg/日 7 日間飲みきり終了として退院．
6/18 提出 ANA＜20, 風疹 IgM 0.14, 麻疹 IgM 0.28, EBVVCA IgM 5.3（＋）/IgM 0.0, 水痘・帯状ヘルペス IgM 0.25, CMV IgM 0.37, 単純ヘルペス IgM 0.44, IgM-HA 抗体＜0.4.
・培養結果：血液培養（6/17, 18, 19 2 セットずつ）-*S. Typhi*, 便培養・尿培養（6/18）-*S. Typhi* 検出せず．⑨
・7/7 WBC 9100（N 52.1, Eo 2.5, ba 0.5, Mo 4.4, Ly 40.5），Hb 15.1, Plt 22.7 万, Ret 5.0 万/μL, AST 20, ALT 21, ALP 237, LDH 175.
#a
・6/17 下肢静脈エコー：静脈内血栓なし．腹部エコー：軽度肝腫大・内部均一，軽度脾腫，腎正，骨盤内腹水少量．同日よりフラグミン® 5000 単位/日．⑩
・6/19 Plt 6.7 万, PTINR 1.13, APTT 35.0（68.8%）, Fib 279, Ddimer 10.9.
・6/21 Plt 12.6 万, フラグミン® 終了．

😎 の発言

Great! ⑦
抗生物質中止して疾患像をあらわにした．対象を明らかにしないまま右往左往の抗生物質治療に走らず，結局それが診断の早道であることが多い．[→😊再問診しました．レボフロキサシンは 6/16 に 1 錠（500 mg）内服です．]

⑧ 目につくのは下痢・腹部圧痛の出現と発熱に比して徐脈．好酸球はゼロ．特に網内系を侵している．enteric fever の様相？ 下痢の白血球細胞をスメアで見たい．（→😊調べてません．）

⑨ 腸チフスであった．抗生物質中止入院後に病像がはっきりしてきた．

⑩ ヘパリン投与は思い切って踏み切った．破砕赤血球不在の上に，他の指標と同調して改善したので DIC であったかは結局断言的ではない．

😐 担当医・わたしの反省

前にカンファで腸チフスも鑑別に挙がり，まさかと思いながらもテキストに一応目を通しました．高熱なのに徐脈でハッとしました．受け持った 1 つの疾患だけではなく，その機会にまわりのことも広く勉強しておくことが大事だと痛感します．

Case 07 81歳女性

外来症例　基礎資料 P31 へ

担当医：後期研修医
難易度：富士山（高尾山／富士山／エベレスト）

担当医

プロブレムリスト

#1	骨髄異形成症候群 ［07/1/8］
#2	心房細動 ［07/1/8］
#3	鬱血性心不全 ［07/1/8］

プロブレムの記述と検討

#1　骨髄異形成症候群
慢性的な好中球減少伴う大球性貧血．骨髄細胞はやや増加し，多系統で形態異常を伴う．MDSと考えた．

#2　心房細動
発症時期不明．左房拡大伴う．#3発症誘因となるほどの頻脈はなし．

#3　鬱血性心不全
体重増加を伴い下腿浮腫，診察時はないが顔面浮腫もあり右心不全として矛盾ない．T-B上昇は鬱血肝か．
ではこの右心不全の成因は何か？

カンファレンス主導者

プロブレムリスト

#1	骨髄異形成症候群
#2	高γグロブリン血症
#3	慢性大動脈弁閉鎖不全症
#4	胸水→慢性心不全（#3）

プロブレムの記述と検討

#1　骨髄異形成症候群
A)
　1）赤芽球は macroblastic で dyserythrocytogenesis．myeloid system は，末梢で neutropenia だが骨髄は年齢にすれば hyperplastic ともいえる．
　2）MDSだろう．LDHの206から303は無効造血ではなく#4の肝疾患．

▶次ページへ続く

#2　高γグロブリン血症
A)
1) 05年にIgG/A/M 1508/506/104．ANA 320で有意．この自己抗体を伴う事態は何らかの免疫異常．
- #3もあるので，慢性の，自然軽快もある免疫異常症として大動脈炎を考える．だが，大動脈炎では抗核抗体の出現は多くはない上に，炎症が盛んな時期ではなく，落ち着いた現在なおも320倍の陽性となるだろうか．
2) MDSでは自己免疫異常事態が出現することは知られている．ここではMDSにかかわると考える．

#3　慢性大動脈弁閉鎖不全症
A)
1) UCGで明らかなARの雑音を聴診できなかった診察者の能力に疑問があるのは否めない．AR聴診は確かに難しい．患者を前傾させ，また左側位を取らせて，胸骨に沿って聴診器の膜で聴診すればII音に続くシャーという灌水様雑音が聞こえてくる．
2) ASなきARを大動脈の異常と大動脈弁の異常に二分する．UCGで弁の輝度，石灰は述べられていない．述べてないなら不在であるとすると，大動脈径の拡大によるARである．梅毒ではない．Marfanなどは考えるまでもないので，唯一大動脈炎が考慮される．MR（CT）で大動脈壁厚を知りたい．とは言っても高齢であるから弾力性を減じた拡張も十分にあり得る．
3) 明瞭なf波は心房筋の肥大を示唆する．つまり慢性心房細動と推察する．（診察時の整脈は間違いないのか？）

#4　胸水
A)
1) #2もあるのでSLEの漿膜炎も考え得るが腹水の有無は不明．もしそうなら疾患は活動性で発熱などの他の症候が現れるはず．
- 下肢の浮腫もあり，これは右心不全として矛盾がない．肝臓は肺肝境界知らねば下垂か腫大かわからない．しかも軟式（?）庭球ボールの硬度ならばflappy liverで，あり得ない急性黄色肝萎縮の硬度．LDH 303でT Bilは1.1から1.6に増している．有意ならば鬱血肝．
2) 総じてこれは右心不全である．心不全・腎不全などは生理機能的状態である．それに出会ったら，それをもたらした病理形態的疾患を追求せねばならない．この右心不全の心疾患は何か？
- TR max PGは48 mmHgで肺高血圧がある．PSなどの右室疾患はない．PPHか？　その胸部XPは特徴的なものだが，右肺動脈幹が太いだけでこの患者は違う．このhemodynamismのPPHであればチアノーゼもありそうなもの．血ガスは未検だが診察所見にはない．
3) 他の肺性心もECGに右心負荷の所見はない．肺もXPで所見がない．どちらにせよ，そうなれば#3の心臓病理学と別件ということになる．
4) TRはT弁の異常より右室の内腔拡張による弁輪拡張が圧倒的に多い．心雑音なしではいかんともしがたいがRivelo-Carvalloはあっただろうか．これは慢性左心不全に長年かけて引き続いた右心不全のTR．左心不全の因は#3 ARに求める他はない．随分長い間#3があったことになる．その徴候はなかったのだろうか？　就寝時の胸苦しさなどの過去の症状の再聴取が望まれる．
すべて好意的に資料を解釈して蓋然性を頼って展開すると，下記のようになる．

#1　骨髄異形成症候群
#2　高γグロブリン血症→高γグロブリン血症（#1）
#3　慢性大動脈弁閉鎖不全症→特発性慢性大動脈弁閉鎖不全症
#4　胸水→慢性心不全（#3）

> 😊 担当医・わたしの反省

診察能力の未熟さを感じました．過去の資料も適当に引っ張ってきただけでは，わかるはずのことがわからないのは当然ですね．患者が何となくよくなればいいのではないですね．自分の中でいい加減な診療が習慣になりつつあったことに，気づかされました．

その後

ホルター心電図：総心拍数 92005 拍，HR 56〜98（m69）❶
　心室性 5807 拍（2 連発 1 回，他単発単源），上室性 207 拍（単発 144 拍，2 連発 13 回，3〜10 連発 6 回・RR 不整・大半日中で症状なし）
UCG：EF 62.2％，AoD 33 mm，LAD 41.5 mm，IVSTd/PWTd 8.5/8.5 mm，MV/AV に少量石灰化，moderate AR，❷ mild PR，mild TR（max PG 30.1），❷ trivial MR
05/6/7：IgG/A/M 1508/506/104，抗核抗体 320 倍（max）
08/6/9：IgG 1880，IgA 566，IgM 198，抗核抗体 640 倍（nucleolar・speckled）❸
　　WBC 2500，Hb 7.9，MCV 115.9，MCH 32.9，Plt 16.2 万

> **カンファ主導者の発言**
>
> ❶ 発作性心房細動であった．心房筋肥大は MR 容量負荷．
>
> ❷ AR 程度は元のままだが，心不全軽減によって pulmonary hypertension も軽減した．
>
> ❸ γGl も ANA もゆっくり増悪．さきゆき何らかの免疫異常症を発症するかもしれない．

御負け種々

疾患の範疇

1) 生理機能的状態があれば，それをもたらした当該病理形態的疾患を考究する．
2) 病理形態的疾患があれば，その生理機能的状態に言及する．

例：

生理機能的状態	病理形態的疾患
急性呼吸不全	ARDS
甲状腺機能低下症	慢性甲状腺炎
急性心不全	急性心筋梗塞
昏睡	急性ウイルス性脳炎
慢性腎不全	糖尿病性腎症
低血糖症	インスリノーマ
肝性昏睡	黄熱病
低ナトリウム血症	SIADH

Case 08 21歳男性

退院時症例　基礎資料 P34 へ

担当医：後期研修医
難易度：富士山（高尾山／富士山／エベレスト）

担当医

プロブレムリスト（入院時）

#1　気管支喘息［＊＊．○．23］
　#a　高 CK 血症［＊＊．○．23］

プロブレムリスト（退院時）

#1　気管支喘息［＊＊．○．23］
　#a　高 CK 血症［＊＊．○．23］
　　→横紋筋融解症［＊＊．○．26］

プロブレムの記述と検討

【退院時サマリー】
#1　気管支喘息［＊＊．○．23］
S）幼少時より喘息．中学までは時々点滴．3歳から水泳．サルタノール® 吸入❶して平泳ぎ 5〜6 km で息苦しさなし．
O）呼吸音：wheeze（−）
　WBC 3800（Eo 12.0%）
A）発作なし．

#a　高 CK 血症［＊＊．○．23］→横紋筋融解症［＊＊．○．26］
S）○月中旬友人が風邪で看病．○月 17 日咽頭痛少し．練習は通常通り．19 日朝は筋トレ，午後から泳ぐ．この日から筋肉痛あり．❷ 21 日朝練後は学校は休み．夕方 37.2℃．21〜22 日はじっとしていても四肢や胸筋が痛い．❷
22 日 38℃あり近医受診（AST 427, ALT 152, γGT 21, CRP 1.1）．全身が痛く，500 m 歩くのに 20 分．❸ 近医採血で異常あり，23 日当院受診．痛いがピークは過ぎた．食欲はあり，3 食毎日食べていた．排便：毎日，本日は 4 回水様便．❹ 排尿普通．
O）体温：36.5℃，呼吸：静，上下肢筋把握痛（＋）
〈リンパ節〉頸部：乳突筋前・乳突筋後　耳介後　鎖骨上　腋窩：不触
〈眼〉結膜貧血（−）黄染（−）
〈口腔〉口唇正　粘膜正　舌正　歯正　扁桃正
〈肺〉呼吸音正　ラ音：なし
〈心臓〉心音：1・2 音正
〈腹部〉平坦軟　腸音正　圧痛（−）　肝：触れず，肺肝境界未検　脾臓不触

▶次ページへ続く

カンファ主導者の発言

❶ 練習前毎回吸入？　喘鳴ないのに？　吸入機会はそれだけ？　兄に花粉症．本人には？

❷ 躯幹筋にも筋肉痛があったのだ．横隔膜が侵されては大変．

❸ Great! このように具体的に知るのがよい．優れた定量記述．

❹ ふだんから軟・下痢便の傾向があるのか？（→ 担当医：聞いてません．）

AST 369, ALT 154, ALP 334, LDH 586, γGT 18, CK 12558
TP 6.9, Alb 4.4, BUN 10.0, Cr 0.70, Na 138, K 4.1, Cl 101, CRP 1.61, Glu 97
IgG 856, IgA 213, IgM 99
WBC 3800（Seg 20, Ba 0, Mo 10.0, Ly 57.0, atyp-Ly 1), Hb 15.4, Plt 21.7
検尿❺：比重 1.017, pH 5.5, P−, G−, OB−, Uro N, keton−, Bil−, RBC 1〜2, WBC−
EBVVCA IgG 0.5, EBVVCA IgM 0.0, EBVEBNA IgG 0.3, CMV IgG ＜2.0, CMV IgM 0.53
胸部 XP：正　腹部エコー：NP
A）室内安静，KN1 号 2000 mL／日．食事 10 割，良好な利尿．25 日より筋痛なし．（○／26）CK 1399，検尿 OB−．両側大腿のみ筋把握痛あるのみ．自宅安静可能であり 27 日退院．
P）Tx：なし
　　Ex：普段より 1L 水分余分に飲むこと．
　　　　筋把握痛なくなったら水泳可．無理はしないこと．筋痛増強する時は安静に．
　　　　次回　翌月 6 日外来受診．

> **重要 ❺**
> 検尿も自然実験観察所見．特殊な状況なら，その実験条件を認識していなければならない．この場合，補液の前か後か？

カンファレンス主導者

✖ プロブレムリスト

#1　気管支喘息
#2　高 CK 血症→感染性高 CK 血症

✖ プロブレムの記述と検討

#1　気管支喘息
A）
　1）幼児期発症．兄花粉症，本人には花粉症などなかったのか．eosinophilia があるからアトピー素因あろう．
　2）発作誘因は感染？　季節？　家埃？　運動？　最後の喘鳴発作はいつ？　水泳前の息苦しさは，発作が exercise-induced であったのでその恐れからの emotional stress かも．息苦しさは単に psychoneurosis でもあり得るし，stress が誘因となった発作の前兆とも考え得る．
　　・毎回吸入しているとなれば，もし emotional stress があるならその緩和は今後のアスリート活動にとどまらず人生生活にも意味が大きいだろう．

#2　高 CK 血症→感染性高 CK 血症
　1）入院時，CK 12558 だが myoglobinuria（尿 OB−）がない．myoglobin は低分子なので hemoglobin と違って容易に尿から排泄される．検体尿は十分な補液で Mb が洗い出された後の尿なのか？
　　・濃色尿がもしなかったとすれば，元から myoglobinuria はなかった．つまり rhabdomyolysis はなかったことになるが……．

▶次ページへ続く

2）急性ウイルス感染症のmyopathyには2, 3の臨床型が知られている．誰でも経験する筋肉痛の軽微型から，猛烈なrhabdomyolysisの激甚型まで．そのpathogenesisは明白にわかってはいないようだ．筋肉の病理組織でも筋肉細胞の壊死と炎症細胞浸潤を見るmyositis（といってもウイルスの検出はまちまち）と炎症細胞浸潤を見ない，どうやらtoxic myonecrosis.
- 臨床上は高K血症と呼吸筋脱力と急性腎不全に注意を払えばよいだろう．この人は筋肉痛が四肢にあるが，横隔膜や肋間筋にはさいわいにない？

3）この出来事のetiologyは感染症．ではそれのetiological microorganismは？　テキストには，ウイルスから寄生虫まで長いリストがあるが，基礎資料からウイルスであることは間違いないだろう．よもや海外遠征で友人と騒いで生肉食した？
- 感染契機から（友人は筋肉痛なかったのか？）？日後に，咽頭を感染進入門戸として2日後にはmuscle diseaseとなった．6日後には咽頭に発赤・腫脹なく（患者は当初咽頭を自分で鏡で観察していないか？その所見は有用）CRP 1台・neutropeniaと少数の異型リンパ球を認めて下熱し筋痛も峠を越えた．まさか温水プールで発熱感染症が多発しているわけではあるまい．
- 重大な合併症のrenal tubular damageによるARFもなく無事に軽快しつつある．

4）担当医のプロブレムが単に横紋筋融解症というだけではexecise-inducedやdrug-inducedかもわからない．感染症がetiologyなのは間違いないから，少なくともetiologyを明示するべきである．若いアスリートなら激しい運動後の融解症もあり得るのだから．
- したがってリストには，
    #a　高CK血症［＊＊．○．23］→感染性横紋筋融解症［＊＊．○．26］
と書かれる．あるいはこの基礎資料からは，
    →感染性高CK血症
にとどめるべきかもしれないことは残念である．

> 😐 担当医・わたしの反省

自分ではうまく診療できたと思っていました．でも，実はお座なりで表面的にしか見ていないことに気づいていませんでした．指摘されないと自分では気づかないものですね．

Case 09　80歳男性

入院症例　　　　基礎資料 P36 へ

担当医：初期研修医
難易度：高尾山／富士山／エベレスト

カンファレンス主導者

プロブレムリスト
- #1　糖尿病
- #2　高血圧症
- #3　膵頭十二指腸切除術後状態（胆管癌）
- #4　前立腺肥大症
- #5　腎結石
- #6　大動脈弁狭窄閉鎖不全症
  - #a　発熱

プロブレムの記述と検討

#1　糖尿病
- S) 21年前に口渇で発症．最高体重 60 kg 以上（現 53 kg）．インスリン 30R 朝 6 夕 6．"低血糖様症状"がこの 1 年ある．体重が減少してきた．HbA1c 6 台．
- O) 血糖 432．腱反射±．振動覚年相応？
- A) 高齢にあってはこれでよいコントロール．三大合併症不認．低血糖確認要す．
  低 Alb 血症・正球性貧血も近年の食事摂取量の減少の結果でもある．
- P) Dx：FGlu・"低血糖"発作時 Glu．Tx：食事 1600 kcal/日．現行 30R インスリン継続．

#2　高血圧症
- S) 過去最高血圧不明．プロプレス® で BP 150 までにコントロール．UP±～2＋．3 年前 AUS：腎右 98×64 mm/左 90×56 mm．
- O) BP 151/62．UP 2＋US 2＋．Cre 1.43，Na 133，K 4.1．Hb 7.5，Ht 22.1．
- A) 拡張期血圧低めは #6．高血圧の原因域は今さら問わない．強い動脈硬化症が大動脈と主要分枝に（腎動脈にも）ある．良性腎硬化症（3 年前 AUS でわずかな腎萎縮）があって軽度の腎不全はそのゆえであろう．貧血の一因ともなっていよう．
- P) Tx：現行継続．

#3　膵頭十二指腸切除術後状態（胆管癌）
- S) 11 年前胆管癌で PDⅢ．
- O) CT：aerobilia．ALP 665．
- A) 胆管癌再発転移なし（治癒）．消化吸収障害ない．腸管内容の胆道への逆流は常態．

#4　前立腺肥大症
- S) 排尿の切れ悪く残尿感あり．IPSS 24・PSA 3.2．
- O) 前立腺触診所見なし．

#5　腎結石
- O) CT：右腎杯・左腎盂下尿管の複数の結石．尿 RBC 20～29．
- A) 無症候性結石．組成・生成を追求して生活慣習を再考することもないだろう．

▶次ページへ続く

#6　大動脈弁狭窄閉鎖不全症
S) 1年前に指摘された．ラシックス®40 mg 内服中．動悸・息切れ・起坐呼吸なし．
UCG（2月）：AS(R)・LVEF 73.8%・IVS/PW 13.6/12.5 mm・E/A 0.7・DcT 392 ms．
O) 頸動脈雑音不明．浮腫なし．胸部 XP（A-P）：CTR 50%・肺野正．ECG：LVH．
Na 133 mEq/L，K 4.1 mEq/L，BNP 342.6 pg/mL．
A) atherosclerotic **calcified AS**(R)．心筋肥大の拡張不全も伴う．相当量のラシックス®内服による低 Na 血症の効果もあろうが，顕性の心不全徴候は見られない．ちなみに calcified AS の etiology は，先天性二尖弁・リウマチ性弁膜炎・細菌性弁膜炎・ブルセラ弁膜炎・粥状硬化症である．
P) Tx：ラシックス®40 mg/日継続．

#a　発熱
S) 2日前から悪寒．何度か戦慄して運転中に突然意識を消失．搬送されて入院．ほか無症状．
O) BT 39.4℃．RR 22/分．咽頭胸部正．WBC 8600（N 93.1%）・CRP 9.4．尿白血球<10．胸部 XP：肺野正．
A) 気道・尿路・胆道感染のいずれかであろうが，いまだ臨床像は見えない．2日して CRP 9.4 と WBC 8600 はウイルス感染症かもしれない．しかし戦慄を見た意識消失エピソードは菌血症低血圧である．
P) Dx：血培・尿培．Tx：セフトリアキソン常用量 iv．

担当医・ぼくの反省

その場逃れで済ます癖がついていました．それで毎日が済んで，特に問題なくできていると思ってました．逃げるか，立ち止まって向き合うかが，分かれ目なのはわかっています．

その後

#a　発熱→急性腎盂腎炎（*E. coli / K. pneumoniae*）
O) 血培（静脈血培養）：4本ボトルから *E. coli* と *K. pneumoniae* がそれぞれ1本ずつ陽性．
尿培：*E. coli* と *K. pneumoniae* 陽性．　直腸診：前立腺圧痛なし．
A) bacteremic hypotension で一過性意識消失．

御負け種々

問診＝問うて診断すること

1) **患者の気まま語りの聞き写しが問診ではない．** 患者に医学知識はない．何が重要かはわかっていない．だから自ら取り出して語ることはできない．医師の質問を受けて記憶の中から出来事を探し出して答える．医師が**具体的な意味ある質問**を作り出さねば価値あるよい病歴は得られない．質問の意義に患者も気づくと積極的に記憶をまさぐってくれる．何を知らねばならないかを医師がわかっていないと，質問は生まれず患者の聞き写しになる．よい問診は医師の質問と患者の応答が半々の分量になるほどである．

2) 患者の記憶を呼び起こす的確な問診，丁寧正確な全身診察，無用を排除した簡潔な検査，患者実生活に配慮した迅速的確な治療，そして相手の位置に立つ落ち着いた医師の態度と明晰な説明を見ることによって，患者家族は**医学診療**

の真の有り様を理解するようになる．自分が真に求めているものの有り様をまだ知らない．いま見せよう．迎合は優しさではない．

✖ 診察＝身体のマクロ検査

1） 学生時代の実習程度で済ませては診察の能力は身につかない．実習の教官自身も正しく系統立った診察能力者であったとは限らない．身体というこのマクロ物体に異常な事態が起こらないなら採血物質がどうあろうと構いはしない．身体のマクロ検査が診察で，そのテストの結果が身体所見である．
2） 繰り返し，どの患者にも**系統立てて全身を診察**し，診察能力を養いなさい．診察は，**視診・聴診・触診・打診の順**で行いなさい（物理学の撃力を知らなくても日常の常識）．身近な診察実力者（解説評論者ではない）と自分の所見を照合しなさい．実力者がいなければ独習の他はない．心雑音があるのにないとしたり，肝・脾・腎が触知できるのに触知されないとしたり，知覚テストや腱反射があやふやであったり，がいかに多いか．
3） 問診や身体所見が不正確で分析も曖昧のために問題の焦点を絞れず，やたらな採血や画像検査が無用にルーチン化する．検査は肯定否定の目的が明確でなければならない．

✖ プロブレム「不明熱」の熱源　その2
（50ページの続き）

5） 感染症に限って使われる用語もあるようだ．
「感染源とは？」
・感染の契機：誤嚥とか怪我．
・汚染物質：食べ物とか飛沫．
・起因病原微生物：細菌とかウイルス．
いま自分が「感染源」というとき，どれのことかを指示しなければならない．それならば最初から，曖昧に言わないで契機とか病原微生物とかと明示すればよいわけである．
「フォーカスは感染症限定用語だとして，フォーカスとは？」
・微生物侵入ルート？　ならば尿路とか中心静脈カテーテル．侵入ルート不明の菌血症とかがある．
・感染巣の局在？　ならば肝臓とか中心静脈カテーテル．血行散布で複数のフォーカスが生じた，と？
中心静脈カテーテルなどの異物は侵入ルートと感染巣局在のどちらでもあり得るので，曖昧にフォーカスと言って済ませては考えが明晰ではない．
6） 「不明熱」となると，何が不明なのかが問題．原因が不明？
ここで「原因」とは何を指したかを自問してみる．すると原因には様々なレベルがあることに気づく．
「なんで死んだの？」　答えて言う：交通事故｜脾臓破裂｜大出血｜ショック．
「発熱の原因は？」　答えて言う：感染｜肺膿瘍｜プ菌．
幾通りにも答えがある．さほどに原因という用語は中身が曖昧に使われる．
発熱病がある．感染と知れば済むか？　肺膿瘍と知って止まっていてよいか？　プ菌と知らなくてもよいか？
「原因は何か？」というだけでは患者のプロブレムに迫る戦術として稚拙だろう．ただしくプロブレムに迫ってゆくにはどうすればよいか？
7） 多義的な用語ではなく，具体的な言葉で目標を明確に定める．その問を自問しつつ一歩ずつ歩をすすめる．
目標＝答えるべき問い；
 a） 疾患の性質：感染・腫瘍・免疫異常……
 b） 疾患の部位：腎臓・肺・脳……
 c） 疾患：急性肺炎・悪性リンパ腫・多発動脈炎……
 d） 起因病原微生物：プ菌・EBウイルス……
 e） 腫瘍組織学：未分化癌・線維肉腫……
 f） 起因特定物質：薬剤（α）・毒性物質（β）……

Case 10 58歳女性

入院症例 　基礎資料 P41 へ

担当医	後期研修医
難易度	高尾山　富士山　エベレスト

担当医

プロブレムリスト

```
#1  高血圧症  ［＊＊年 7 月 18 日］
#2  高脂血症  ［＊＊年 7 月 18 日］
 #a  高 CK 血症 ［＊＊年 7 月 18 日］
```

プロブレムの記述と検討

【入院後 ①経過】
#1 高血圧症
S) 10 年前に収縮期血圧 140 程度で内服開始．現在カルブロック®（16）1T，ディオバン®（80）1T 内服中で，血圧 120/70〜80 前後と安定して推移．家族歴なし．心エコー上心肥大なし．胸部 XP で大動脈の石灰化なし．一昨年に尿蛋白陰性．
O) BP 119/78，電解質異常なし
A) 約 10 年の罹患期間．明らかな原因不明．コントロール良好のため現治療を続行．
P) Tx：カルブロック®（16）1T，ディオバン®（80）1T 内服
#2 高脂血症
S) 4 年前頃に指摘されローコール内服開始．CK 高値の一因かもと疑われて内服中止．T-Cho 230 前後．
O) 体重 68 kg（人生の最高体重）　腹部肥満
A) #a の影響②を考慮され内服加療なく経過している．まだ 58 歳と若く，食事のみでは改善認めておらず，#a の原因指摘後は内服加療開始が望ましい．③
まずは入院中の食事でどれだけ数値に変化が見られるかを確認．
P) Ex：食事療法 ④
#a 高 CK 血症 ⑤
S) ⑥⑦ 7，8 年前：歩行バランス悪い．平地で転倒．運転時ブレーキ・アクセル・クラッチ踏みにくい．靴はつま先が履きにくい．腿上げ膝立て支障なし．
5 年前頃：つまずきやすく転倒回数増．左足首よく捻挫．4 年前：杖歩行．
2，3 年前頃：CK 高値指摘．以来，ローコール® 中止後も高値続く．
本年：下腿 MRI＝両側（左＞右・前面＜後面）に T1T2-HIA・左側に SPIR-HIA． ⑧

▶次ページへ続く

カンファ主導者の発言

① 入院時ではなく後ということは，その後入手した情報を加えて記述されたと受け取る．

② NG "影響" などの曖昧表現不可．"#a の etiology" と明確に言う．

③ 医学的に意味不明文章．#a の etiology でも内服再開するのか？

④ 食事の具体的内容がなければ計画ではない．方針を言っただけでは患者は勝手解釈をする．

⑤ 高 CK 血症をこの疾患の名としたことは，筋細胞の破壊が本態で，破壊されて筋量減じたがために脱力した，と考えたこと．破壊の徴候は CK で，脱力が始まった 7，8 年前にはすでに相当な筋量が破壊されたことになるが CK 異常の資料はない．その後も脱力は増悪し続けたのに CK 異常は知られていない．
ようやく 2，3 年ほど前になって明らかな CK 異常となった．そういう筋肉の破壊疾患であるとする．
この理解ははたして正しいか？

⑥ プロブレムごとの記述は基礎資料のこの病気にかかわる簡潔な抜粋であること．

⑦ 医学情報を漏らすことなく簡潔にできる．簡潔に要約した S) をここに例示しておこう．

⑧ 水でも脂肪でもない物質．何らかの変性？

O）末梢動脈拍動良好，脊椎叩打痛なし，両足関節の可動性増大（右＜左），両下肢 sensory 低下なし，MMT：股関節内転：5/4+↓，膝関節屈曲：5/4↓，足関節底屈：5/4↓，背屈：3+↓/2（代償運動：内反しながらつま先が上がる），筋萎縮：両前頸骨筋＋長母趾伸筋＋長趾伸筋の萎縮（右＜左），筋トーヌス：低下（足関節周囲），不随意運動なし　線維束攣縮なし，歩行：やや前かがみ，すり足歩行，歩幅減少，DTR：膝蓋腱反射±/±，アキレス腱反射±/±，バビンスキー－/－

A）下肢遠位筋のみに筋萎縮と筋力低下認め，CK が 3，4 年前から 500 台以上と高値を持続している．所見，採血結果より，動脈閉塞などの血管性や中枢神経障害❾は否定．
腰椎すべり症は既往歴であるが，下肢深部腱反射は左右差なく±で，感覚に異常なく，MRI で筋内に炎症性反応を呈しており❿，おそらく筋原性と判断．
ただし，末梢神経障害を否定する目的で，神経伝導速度は確認しておく．
抗核抗体 80 倍と陽性だが，特異抗体は陰性で，他に特記すべき身体所見も認めず，膠原病も今のところ積極的に疑わない．⓫入院後に筋生検を実施し確定診断へ．⓫
診断後に治療を検討．MRI 上で右下腿の深部静脈拡張を認めており，下腿に静脈怒張と色素沈着もあるため，下肢静脈エコーを実施して血栓の有無を確認．

P）Dx：筋生検・神経伝導速度・下肢静脈エコー

❾ いかに分類したのか奇妙な並列．分類はすべてを隈なく分けていなければならない．

❿ MRI で炎症性反応とわかるか？　CT も MRI も画像である．それら画像は細胞の種類を示すことはなく，ましてその細胞が炎症細胞とか腫瘍細胞などとわからない．**所見と判断を峻別**すること．

⓫ 筋肉に"炎症あり"としておいて筋炎は疑わないとは？　筋生検で確定すると考えるには，確定できる疾患を頭の中で想定してなければならない．漫然と言葉を並べてはいけない．

カンファレンス主導者 1

プロブレムリスト

#1　高血圧症
#2　高脂血症
#3　下腿脱力症
　#a　高 CK 血症

プロブレムの記述と検討　1

#3　下腿脱力症
A）
1）本態は長年に及んで増悪進行する脱力疾患．もっぱら下肢遠位筋群を侵す．
　・MRI で認めた脂肪シグナルは筋組織への脂肪織浸潤を示唆し，長期にわたっている筋萎縮の代償現象．
2）脱力を myopathy と neuropathy に 2 大別する．
　・この人では上位ニューロン障害は除いて考えることにする（腱反射の亢進はない）．

▶次ページへ続く

- 腱反射が正常であれば neuropathy ではないだろう．陰性ならば両者の区別はこの点では難しい．感覚障害不在は，neuropathy とするなら pure motor lower-neuron neuropathy．末梢神経障害ならこの長期間にわたって増悪する下腿だけの運動性末梢ニューロパチーとなるが，いったいいかなる疾患がこの臨床像を呈するのだろう？
- 腱反射が弱いながらもあって myopathy に傾く．もし #a が同一疾患とすると myopathy．

3) そこで念頭するのは筋ジストロフィー．遠位筋を侵す distal dystrophy．父が腰椎すべり症といわれているが，この人と同様な脱力症ではなかったか，を知りたい．

P) Dx：EMG と筋生検（鑑別の重要第一歩として neuropathy と myopathy を区別できる）

#a 高 CK 血症
- #3 と同時進行したかはわからない．ひとまず別々に考えてみる．
- 少なくとも 2, 3 年前からは明らかで変動しつつ持続している．筋肉痛終始なく高γGl 血症軽度で血沈正常．3 年の間このような姿を取り続ける筋疾患．活動進行性の炎症疾患ではあり得ない．#3 がジストロフィーでないとすると，いかなる事態かはすぐには考えつかない．まず #3 の決着をつけてから検討したい．

担当医・ぼくの反省

昔から国語が苦手で論理的に考えるのは特にだめでした．今回の症例を通して，考える筋道が身についていないことを痛感しました．こういうことが，患者の取り違いにつながるということに気づかされて，今さらながらに自分のしていることが怖くなりました．

カンファレンス後

（父親：大正＊年生まれ）長男から聴取　（略）⑫

の発言

⑫ 父親には娘と同じ脱力症はない．

その後 1

NCV：左右脛骨腓骨神経正常　EMG：左右前脛骨筋 "neurogenic change"
前脛骨筋生検：脂肪組織が間質に見られる "neurogenic muscle atrophy"

カンファレンス主導者 2

プロブレムの記述と検討　2

#3　下腿脱力症
- なんと EMG も筋組織も neurogenic muscle disease．となるとこの病気は脊髄性筋萎縮症だろう．臨床像も検査結果も矛盾しない．

#a　高 CK 血症
1) すると #3 と別疾患か？　同疾患か？
   - SMA と全く別疾患の併存を考えるより，SMA でいかにして #a が起こるかのメカニズムを考えるほうが自然の筋道．
2) #3 筋肉は萎縮した．脂肪組織浸潤も認められるほど長い間萎縮し続けた．4 年ほど前から日常生活に支障するほどになり，少なくとも 2，3 年前には高 CK 血症が指摘された．残存している筋線維には日常の労作運動でも過剰な負担がかかっているだろう．残存量が減れば減るほど負担は大きくなる．
   - これは残存筋肉の **運動誘発性横紋筋融解症** ではないか？　後年になって高 CK が出現したこともその傍証である．実験して確かめたい．

P) Dx：(外来で可能) 再診前日安静．当日朝採血 CK 採尿 OB．採血直後から歩行蹲踞で足を十二分に疲労させる．夕方に採血 CK 採尿 OB．点滴して myoglobin を washout した後に再度負荷すればより確かな結果が得られる．

プロブレムリストはこうなるだろう．

#3　下腿脱力症→遠位型脊髄性筋萎縮症
#a　高 CK 血症→運動誘発性横紋筋融解症（#3）

その後 2

SMA として Z 内科通院．前記プランの実験は半端になって結論を得られなかった．来診時採血 CK 524―（その後の 2 時間の状態の記録なし）―2 時間後採血 CK 531・採尿不施行．

Case 11 39歳女性

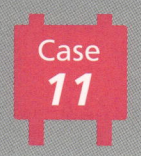

入院症例　基礎資料 P48 へ

担当医：内科学内科医
難易度：エベレスト

担当医

プロブレムリスト

#1　肝動静脈瘻［本年．10.4］→遺伝性出血性毛細血管拡張症［本年．10.17］
#2　発熱［本年．10.4］→急性腎盂腎炎［本年．10.5］→治癒［本年．10.17］〈済〉
　#a　高 ALP 血症［本年．10.4］→包含 #2［本年．10.17］〈済〉
　#b　下腿浮腫［本年．10.4］→治癒［本年．10.17］〈済〉

プロブレムの記述と検討

#1　肝動静脈瘻
S）母多量鼻出血歴あり．
O）腹部：肝不触・上腹部正中から左側中心に Bruit＋＋．
腹部エコー：肝腫大，肝静脈拡張あり．肝内蛇行血管目立ちドプラにて動脈血流．S7 に 20 mm 大血管腫様結節．
ダイナミック CT：肝臓-肝 36 slice・内部均一，動脈相で肝門部の肝動脈は拡張・蛇行し肝実質内左右中肝静脈造影され肝静脈末梢まで網目状に造影，平衡相では肝静脈造影され末梢網目状構造は見られず一様．
A）肝臓に瀰漫性に動静脈瘻．また濃厚な鼻出血家族歴あり，何らかの遺伝性疾患示唆か．

#2　発熱
S）9月下旬頃に膀胱炎症状．9/28 夕悪寒あり 38.5℃．10/1 午前悪寒戦慄伴い 40℃の発熱．近医にて抗生物質とロキソニン® 処方．その後も 38℃台持続．また，9/28 夕頃から右側腹部の違和感．10/1 以降は息を吸う，咳をする，寝返り等で痛み．食事少ないが水分摂取可．便通は少なくとも1日おき軟便．
O）BT 38.8，BP 128/76，P 76．
口腔内：粘膜やや乾燥．　呼吸音：清，心音：正．
腹部：平坦・軟・腸音やや低下・右側腹部圧痛（＋）吸気時に深く吸うと圧痛強い．CVA 叩打痛右＋左−．
腹部エコー：両腎被膜下浮腫．
腹部 CT：腎 12.5/13 cm，壁に点状石灰化伴う 8 mm 嚢胞（左），右腎上極周囲脂肪織濃度上昇，脾腫（19 slice，120×35 mm）あり．
ダイナミック CT：動脈相・平衡相で右腎皮質地図状に造影欠損数ヵ所・同部位被膜表面軽度盛り上がりあり，左腎にも 1 ヵ所同様の造影欠損域．
WBC 9200（Band 10，Seg 74，Mo 6，Ly 10），Hb 13.0，MCV 85.9，MCH 29.1，Plt 10.7 万．
TP 6.3，Alb 3.2，BUN 10.6，Cr 0.98，UA 3.7，Na 137，K 2.7，Cl 105，CRP 10.16．
IgG/A/M 932/215/115，PTINR 1.22，APTT 34.4s，FIB 697，Ddimer 7.1，PCT 2.64．
検尿：比重 1.009，pH 5.5，P＋−，G−，OB 1＋，Uro N，Ket−，Bil−，亜硝酸塩＋，RBC 1〜4，WBC 20〜29．
A）膀胱炎症状先行した悪寒伴う高熱，右側腹部痛を伴う．急性発症の発熱で，悪寒戦慄伴い抗生物質投与後とはいえ好中球左方移動も伴っており，感染症なかでも細菌感染症を疑う．感染臓器としては，右側腹部痛・CVA 叩打痛あり，画像上も腎腫大と周囲の脂肪織濃度上昇があり，腎臓と考える．上行性の腎盂腎炎．右メインだが左にも上行したか．脾腫大があったり，抗生物質内服開始にもかかわらず発熱持続し炎症鎮静化されておらず，抗生物質量少ない，または強い菌血症を示唆する．ただし脾腫は #1 に伴うかも，そうであれば全く別件．
入院の上抗生物質点滴投与．GNR ターゲットに抗生物質は十分量使用する．

▶次ページへ続く

#a　高 ALP 血症
O) TB 1.0, AST/ALT 24/25, ALP 876, LDH 210, ChE 127, γGT 99
A) γGT 上昇伴う ALP 血症で肝臓由来の ALP と考える．#1 あり，元々あったかあるいは #2 に伴い一過性に高くなったかのどちらか．これまでのデータ確認，治療後の経過を追う．

#b　下腿浮腫
S) 元々夕にはむくみやすい．10/1 頃から朝から足のむくみ．平素 52 kg 前後だが，10/2, 3 と日に日に増えて 55〜56 kg.
O) 下腿浮腫＋／＋(pitting). 胸部 XP：特記事項なし．腹部 CT：IVC 24 mm.
A) 両下腿浮腫と体重増加あり，限局性＜全身性浮腫．低アルブミンなし，腎不全なし，心不全徴候は見られないが IVC は拡張．IVC 拡張は，#1 により静脈還流量増加関与は確かで平素から夕のむくみあり．今回は明らかに体重増加認め，平素以上の溢水状態．#2 と関連していることが予想されるが……．
P) Tx：CTRX 2 g/日．
　Dx：UCG.

カンファレンス主導者

プロブレムリスト

#a　肝腫大症→ #1　遺伝性出血性毛細血管拡張症
#b　浮腫 →（包含）#1
#c　発熱 → #2　急性腎盂腎炎

プロブレムの記述と検討

#a　肝腫大症→ #1　遺伝性出血性毛細血管拡張症
1) 肝腫大があって上腹部で強い bruit が聞こえる．肝臓血流量の増大ないしはシャントが示唆される．
  ・大動脈からの肝血流量が増大するような一義的事態があるとは思えなく，たとえあったにせよこれだけの甚だしい慢性的血行異常状態を招来したとは考えられない．したがって，これは肝臓自体の問題である．
2) 肝動脈が肝門部で拡張蛇行していることは，イ) その先で通過障害があって内圧が亢進した，ロ) 元から異常に太い動脈（奇形）である，ハ) 血液量の増大，のいずれか．
  ・動脈相の時期にはやくも肝静脈が造影され末梢にまで造影剤が満ちていて，明らかに **AV シャント**がある．上記ハ) である．
3) シャントは中央部か末梢部か？　左右肝動脈全領域に瀰漫性に肝静脈は造影されている．中央部の動静脈瘻なら末梢肝静脈への造影剤の逆流であるが，中央部に動静脈瘻とするような形態像所見は見られない．これは小葉における無数の微細動静脈シャントであろう．
4) 脾腫は門亢症の鬱血脾だろうか．Plt はさほどに減少せず体部に浮腫あるも腹水はない．門亢症はあっても軽度．それから見てもシャントは AV で AP ではない．門亢症をもたらすほどの portal fibrosis はない．US で肝実質が均質ならば，それも fibrosis がないことを裏づける．
5) 以上から母親の鼻出血素因も相俟って hereditary hemorrhagic telangiectasia の部分症としての**先天的肝血管異常**（micro AV shunt）と考えられる．
  ・hereditary hemorrhagic telangiectasia はきわめて強い遺伝資質であるから，母には鼻出血があるが，本人や親戚筋に同症候の人がいなかったか聴取が必要．
  ・今一度資料の再検討が望まれる．かつ他臓器（特に頭蓋内）の AVM を検索すべき．

▶次ページへ続く

#b 浮腫
1）足がむくみやすい女子は多い．しかし今回はその範囲を超えて2日で3〜4 kgの浮腫量増加．IVCの怒張ある．残念ながらneck veinの観察はなく心臓の記述もない．もし頸静脈や手背静脈のSVC領域に怒張がないなら心不全ではない．IVC領域のみ，つまりは肝内シャントによる肝静脈からの還流によってもたらされた下大静脈圧亢進症である．
2）しかし，どうしてかかる浮腫を招くほどの事態に今回なったのだろう？　#c 発熱や横隔膜下急性炎症によるシャント量の急峻な増大があったとしても，これまででも似たような事態は起こっていただろう．あるいはそれによる **hyperdynamic heart failure** なのか？　もっとも病歴が間違っていれば議論はあまり意味はない．治療は減塩と利尿剤．

#c 発熱 → #2 急性腎盂腎炎
1）bacteremiaである．WBC・CRPと尿のWBCだけでは結論できないが，右側腹部の叩打痛があり，CT所見は炎症性浮腫と考えられる．先行膀胱炎もあった．現在は前医抗生物質で半軽快状態．高ALPあるが，腹部身体所見とCT画像からも胆道感染症ではない．
- 右側の上行性腎盂腎炎から血行性の両側複数部腎盂腎炎となった．#a 肝臓は動脈血行がsinusoidをバイパスするので filter organ として十分には機能しない．菌血症細菌散布は容易だろう．両側上行性腎盂腎炎とは思わない．
2）血行散布は腎臓だけだろうか？　高ALPは肝のmicroabscessかもしれない．その後のALPを知っておきたい．#aによるだけならば恒常的に高ALPのはずである．脾腫も鬱血脾ではなくmicroabscessかもしれない．
- ただちに血液・尿培養．そしてGNRをターゲットにした抗生物質投与．そうすれば4, 5日で軽快するだろう．

その後の経過

#1
- 入院中2日間　朝鼻出血少量．
- 再度問診：20歳代から週1回鼻出血．母：年に数回鼻出血で救急要請．母の姉：以前鼻出血治療．実子2人（女児・男児）：鼻出血なし．

#2
- 第2病日疼痛軽減，第3病日疼痛消失．
- 第4病日より下熱 36.6℃．
- 第5病日退院．CEX 750 mg 5日間飲みきり終了．
- 培養（先行抗生物質3日間）：血液2セット陰性　尿 E. coli 10^7．
- 退院9日目 WBC 5100, Hb 13.0, Plt 37.0, CRP 0.05．

#a
ALP：4ヵ月前　入院時　退院9日目
　　　407　　　879　　　515

▶次ページへ続く

```
#b
・UCG：EF 70％，mild TR，trivial MR，IVC 19.1/9.6 mm.
・浮腫増強．第 4 病日体重 60.3 kg（＋4 kg）．利尿剤投与．
・第 5 病日退院．利尿剤処方・指示（体重 54 kg で終了）．
・退院後 2 日浮腫軽減，利尿剤終了．
・退院 9 日目体重 52.9 kg，浮腫なし．
○退院後 2 ヵ月の CT では，肝脾腫なし，腎臓不染帯なし，肝 AV シャントあり．
```

御負け種々

腹痛の種類（5 タイプ）

1) **疝痛**

胆石発作・尿管結石発作を思い浮かべよう．発作の最中患者はどんな状態だったか？ 痛い痛いと楽な体位を求めるようにあちこち体を動かしている．家人にさすってもらったりしている．痛みはぎゅーっと強烈でしばらくするとやみ，また繰り返す．管腔臓器の通過障害で上部のスパスムで痛みが来る．腸管では通過する時腹鳴がして，すると痛みがやむ．胆道・尿路・腸管そしてお産も疝痛である．

2) **膜の痛み**

患者は身動きしない．じっと痛みに耐える．動いたり咳払いしたりカんだりを避ける．疝痛と好対照．腹膜・胸膜・心外膜は皆この性質の痛み．胸膜痛では大きな息すると痛いので浅い呼吸をしている．心外膜痛では心拍に同調して痛みが来る．胆石を見つけても膜の痛みであれば胆石発作ではない．疝痛のイレウスの最中，突然膜の痛みに変われば腸管穿孔して腹膜炎になったのだ．

3) **内臓痛**

奥のほうでグーッとする痛みである．膜の痛みに似ている．狭心症発作中患者はじっとしている．大酒飲んだ翌朝右上腹部のぎゅっとした痛みは肝臓の悲鳴．走ってる最中左側腹部の痛みは脾臓から血液が絞り出される痛み．

4) **神経痛**

形容しにくい，ただ痛いという痛み．よく診ると神経走行に一致して知覚過敏がある．櫛で髪をとくと片側だけ敏感な感じがする三叉神経痛．胸を絞められたような胸痛は癌脊椎転移の神経痛かもしれない．3 日もしてから水疱が現われて，「ありゃ帯状疱疹だったか」と気づくこともある．

5) **混合痛**

上の痛みの混合である．また心理的に増幅している痛みも，きれいな分類に適合しない．痛みに実体があれば患者は具体的に描写できるが，ないと描写できずにただ痛い痛いと言うだけのことがある．

悪寒戦慄

1) 悪寒はいわゆる寒気で，おお寒い，と体がゾクゾクする感覚である．たとえ寒い寒いと身を縮みこめるしぐさをしても，戦慄ではない．戦慄はまさに歯をガチガチさせて腕がブルブル震えて止まらない．患者は強い寒気をふるえと捉えて震えたというので戦慄と間違えることがある．

2) 戦慄は，細菌・リケッチア感染やマラリアでありふれて起こる．ウイルス感染では見られないとしたものだが，インフルエンザは例外．悪性腫瘍の中でも悪性リンパ腫・白血病・腎癌・肝細胞癌ではよくあること．薬物熱も例外ではない．だから発熱疾患で戦慄の有無は鑑別の方向を決める一助となる．

3) 患者は寒気が強いと，寒いと言いながら身をふるわせるので戦慄と誤認していることがある．言葉間違いを疑った時には，本人や家族友人などの目撃者に見たままを実演してもらうとよい．実演は戦慄にかぎらない．運ぶ時に手足を突っ張っているか弛緩しているかで痙攣の有無がわかるし，不随意運動は実演でぴったり診断できる．

Case 12　67 歳男性

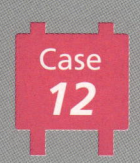

入院症例 ◀ 基礎資料 P51 へ

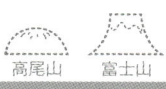

担当医	後期研修医
難易度	エベレスト

担当医

プロブレムリスト

#1　高血圧症　#2　慢性心房細動　#3　糖尿病
#a　全身性リンパ節腫脹症　#b　高 Ca 血症　#c　高尿酸血症　#d　低アルブミン血症

カンファレンス主導者

プロブレムリスト

#1　高血圧症
#2　慢性心房細動
#3　糖尿病
#4　全身性リンパ節腫脹症→血管免疫芽球型 T 細胞リンパ腫（AITL）
#5　高カルシウム血症（#4）

プロブレムの記述と検討

#1　高血圧症
A)
・10 数年来降圧剤内服．コントロール良好．濃厚な家族歴．本態性高血圧症．
・大動脈の延長蛇行なく左室肥大所見なし．
P)　Tx：現行内服薬継続．

#2　慢性心房細動
A)
・長期安定の心房細動．ジギタリスで脈拍安定していた．
・今後，ジギタリスコントロール無効である交感神経過緊張事態で頻脈となるかもしれない．

#3　糖尿病
A)
1) 数年来の内服歴．他疾患発症したが増悪せず．尿ケトンも陰性．
・major complication は，コントロール不良ではなかったようなので，おそらくないだろう．
・末梢神経テストでは知覚障害はない．3＋蛋白尿が糖尿病性腎症であるとは言い切れない．むしろ他疾患であるかもしれず再検が必要．眼器合併症の資料はない．

▶次ページへ続く

2）摂食状況（不良であろう）次第で経静脈栄養行う．検尿は定例とする．スライディングスケール血糖測定は過剰である．そのような緊急事態ではない．**医療資源（人の作業も物品資材も）は有効に使用し**なければならない．この人の状態なら，検尿で十分に状態の理解ができる力量を身につけよう．
- 他疾患に対する治療のステロイドによって増悪すればインスリンに切り替える．

#4　全身性リンパ節腫脹症→血管免疫芽球型T細胞リンパ腫（AITL）
A)
1) 急峻に発症して進行性に増悪．1ヵ月半で 9 cm 大になり硬度が消しゴム様で，その上に痛みも伴わないなら，リンパ腫の他には考えられない．
- リンパ腺の触診は重要で，それだけで転移癌とリンパ腫を区別できる．硬度は癌では木質のように硬く，リンパ腺炎やリンパ腫は消しゴム様にやわらかい．

2) この悪性リンパ腫の臨床的特長は，ⅰ）急峻な増悪増大で，ⅱ）著しい polyclonal hyper γ-globulinemia を伴うこと．3 週の間に total Gl（TP−Alb）は 5.0 から 10.0 に増量し，IgG は 5g にも達している．末梢血に見られる形質細胞様細胞とも符合する．ⅲ）白血球数は類白血病様に増加し，ⅳ）さらに激しいことに高 Ca 症が現われた．
- ⅰ）aggressive lymphoma を並べると，Burkitt lymphoma，DLBCL，peripheral T cell lymphoma 類，AITL．ⅱ）高γGl 血症を見るリンパ増殖性疾患は Castleman disease，Hodgkin lymphoma・AITL．ⅲ）やⅳ）はリンパ腫のサブタイプを示唆する所見としては有用ではない．
- これはもう，ⅰ）ⅱ）を併せ持つ angioimmunoblastic T cell lymphoma（AITL）である．

3) 増量する腫瘍細胞があるが LDH 533 程度にとどまり細胞崩壊量はさほどではない．したがって，高尿酸血症は #5 高 Ca 血症による間質性腎障害の結果と考えるのが妥当．しかし強力な抗腫瘍治療は多量の腫瘍細胞崩壊による高尿酸血症を含めて危険な代謝性アシドーシスを招来し得るので予防策が必要．
- consumption coagulopathy だろうか．高γGl に伴う hyperviscosity syndrome の血栓の形成があるかもしれない．下肢の深部静脈血栓はどうなのだろう．red cell morphology は未鏡検だが，LDH は微増で貧血は強くなく microangiopathic hemolysis の様相はないので DIC ではないだろう．

4) 診断はリンパ腺生検．この人のように急激に進行するリンパ腺の腫瘍疾患では，完全な病理の診断報告を待っていられない．サブタイプ診断を得る前に，リンパ腫であると確信したら一時的にでも進行を止めるために，ともかくステロイド投与を始める．非ホジキンリンパ腫の確信があれば CHOP 療法に踏み切ってもよい．

#5　高カルシウム血症（#4）
A)
- 期を一に漸増する s-Ca はリンパ腫に伴う PTHrP による他は考えない．
- 譫妄から傾眠の意識障害および hypercalcemic nephropathy（高比重尿・3＋蛋白尿・mild azotemia）をもたらしている急性高 Ca 血症は medical emergency である．

その後

#4　全身性リンパ節腫脹症→血管免疫芽球型T細胞リンパ腫（AITL）
- 第 3 入院日にリンパ腺生検．同日プレドニゾロン大量開始．リンパ腺徐々に縮小．
- 第 11 病日に病理診断報告：angioimmunoblastic T cell lymphoma．
- VK 投与で PT は速やかに正常化．APTT はなおも延長続いてのち次第に正常化．Fib 低値のまま持続．FDP は第 16 病院日に急増．

▶次ページへ続く

#5　高カルシウム血症
・intact PTH↓　PTHrP↑
・補液．ビスフォスフォネート剤開始．アロプリノール開始．Ca 漸減．意識正常化．Cre・UA 軽減．

御負け種々

リンパ腺スタンプ標本

1) スタンプ標本は HE 標本ほどではないが全体像がつかめる．大型 lymphoid cell, Reed-Sternberg cell, neutrophil や plasma cell, eosinophil, granuloma もわかる．
2) 生検サンプルを半分に切って割面を見る．リンパ腫の割面は fish-flesh appearance と形容されるように白身の魚様である．面から汁がにじみ出てくるので濾紙でそっと吸い取った後，ピンセットでつまんで割面をスライドグラスにペタペタペタと乗せるように押す．1 枚に 3 個のペタペタ．そして乾く前にただちにパパニコロウ固定液（検査室から持ってきておく）に浸す．スライドを 3 枚ほど作る．ギムザ標本が欲しければ，それ用にスタンプ標本を作ればよい．スタンプ使用後の生検サンプルはフォルマリン固定する．

カルシウム沈着

組織へのカルシウム沈着には 2 種類ある．dystrophic calcification と metastatic calcification.
① dystrophic calcification：normocalcemia 下でも傷害された組織にカルシウム塩が沈着する．動脈硬化の血管壁・結核肉芽腫・膿瘍後などで始終見ている．
② metastatic calcification：hypercalcemia 下で正常組織にもカルシウム塩が沈着する．カルシウムは酸性環境でイオン化しアルカリ環境では結合するので，アルカリに傾く組織に沈着しやすい．すなわち酸を分泌してアルカリ化する組織＝肺胞壁・腎臓尿細管・胃腺．
　1970～1972 年にしばしば見た高 Ca 血症の急性呼吸不全の死亡者の肺は硬くなって指で触るとザラザラしていた．

Case 13 22歳女性

入院症例 / 基礎資料 P58へ

担当医：内科学内科医（担当研修医のサマリー）
難易度：エベレスト

担当医

プロブレムリスト

- #1 口腔乾燥症 [X/5/12]
- #2 ネフローゼ症候群 [X/5/12]
- #3 急性腎不全 [X/5/12]

プロブレムの記述と検討

#1 口腔乾燥症
A) シェーグレン症候群の可能性. 単独で生じる原発性と, 他の膠原病に続発する二次性に分類される. 何らかの膠原病に続発した抗セントロメア抗体陰性のシェーグレン症候群の可能性が高く, レイノー現象❶を伴った.
SLEは補体とリンパ球の低下の不認から否定的.❷ SSc は皮膚症状を認めず否定的.❷ DM/PM は筋力の低下や CK の明確な上昇がなく考えにくい.❸ RA としては関節症状が乏しい. MCTD の否定はできないが所見に乏しく, RNP 抗体陽性でも診断には至らないが, 抗核抗体を検査する.
P) Dx：眼科受診（蛍光色素試験, シルマー試験）, 口唇生検
　　血液検査（抗核抗体, 抗 RNP 抗体, 抗 SS-A 抗体, 抗 SS-B 抗体）

#2 ネフローゼ症候群
A) 蛋白尿と低アルブミン血症を認めネフローゼ症候群と診断. コレステロールが上昇しておらず, IgG が低下していない点は❹ネフローゼとしては非典型的. 尿量の減少を認め出の来院の 10 日ほど前が発症時期として, 急激に進行したためかもしれない. 血尿に乏しい急性発症のネフローゼ❺であり, 膜性腎症や微小変化型を考えた. シェーグレン症候群もしくはその背景にある膠原病と関連するものとして, 膜性腎症が疑われる. 診断確定のために腎生検を施行.
P) Dx：腎生検, 骨密度測定, ツベルクリン反応
　　Tx：プレドニン® 75 mg 分 3　タケプロン® 15 mg 分 1　フォサマック® 35 mg 分 1　内服
　　　　肺炎球菌ワクチン接種
　　　　食事療法（エネルギー 1840 kcal/日　蛋白 50 g 制限　塩分 6 g 制限）

▶次ページへ続く

カンファ主導者の発言

❶ レイノー現象は triphase phenomenon. 戻る前にいったん潮紅する. ここには潮紅はなかったのでは？（→担当医：なかったです. 白からそのまま元に戻りました.）

❷ Fight! "否定的"とは, 否定したのか, 否定のよう気分なのか？ 否定なら否定すると言い切れ. 言い切るだけの筋道を持つこと.

❸ "考えにくい"とは, "でもあり得なくはない"ということ. "考えられない・あり得ない"ではない. この時点で DM/PM は否定できないのか？

❹ minimal change disease は糸球体での selectivity が高い.

❺ 血尿を認めない点はさしおいても急性発症とするなら膜性腎症は遠去かる.

#3　急性腎不全
A) 浮腫と体重増加から細胞外液量の増加は明らか．JVP の高値，CT とエコーでの IVC の拡張から CVP は高値であると推測．心エコーでは心機能に問題はなく，末梢循環不全を疑う所見もないことから，循環血液量も細胞外液量増加とともに増加していると考えられ，腎血流量は減少していないと考えた．水腎を認めず腎後性も否定的．尿所見には急性尿細管壊死を疑う所見はないため，体液貯留と急性高窒素血症は，糸球体を原因とする糸球体濾過量低下で生じていると推定．
来院時の尿検査にて尿比重が 1.050 以上と高値❻となっていたが，本症例では ADH の分泌を促進するような循環血液量の減少や血漿浸透圧の上昇は認めておらず，原因は不明だった．
胸部 CT と心エコー所見で示された肺鬱血は，急性腎不全による循環血液量の増加によると考えた．これ以上の体液貯留は低酸素血症を助長すると予想されるため，フロセミドを使用して体液量の減量を行う．
P) Tx：ラシックス® 40 mg　静注

❻ 尿蛋白で高比重．目安（蛋白 1 g/dL＝比重 0.003）．

カンファレンス主導者

プロブレムリスト*

#1　単純性肥満症
#2　粘膜乾燥症候群
#3　片側耳下腺腫脹症
#4　高度蛋白尿
#5　胸水

*知り得る情報が知られていないので内実は #a, b, c, ……のリストだが，あえて正式番号にした

プロブレムの記述と検討

#1　単純性肥満症
A) 正月過ぎから急に肥り出した．自転車息切れは肥りすぎのせいで後の疾患とは無縁と推測．

#2　粘膜乾燥症候群
A)
1) 口が始終乾燥するなら #3 のような単一腺の分泌不全ではない．瀰漫性唾液腺分泌不全．
2) シェーグレン症候群である．chronic active inflammation の本態．

#3　片側耳下腺腫脹症
A)
1) 一過性に腫れたこの疾患は，過去何度もあったという一過性耳下腺腫脹症と同じなのか？　反復性耳下腺炎？（→☺話が二転三転して本当に腫れていたのか疑問です．）
2) 全く別件とすれば，IgG4-related disease も考慮はするが片側性である上に好酸球増加もなく，腫脹が短期間で自然に軽快したとするとそうではあるまい．

▶次ページへ続く

#4　高度蛋白尿
A)
1) 低 Alb 血症もきたしネフローゼ域に達したとも思える蛋白尿．しかし高脂血症は不在．肝細胞機能不全がなければ，Alb を盛んに合成すると同時にリポ蛋白も合成するので高脂血症はネフローゼ症候群で必発といってよい．
   - 尿蛋白濃度は異常に高い．だが実排出量には尿量が知られていない．ネフローゼに達する手前くらいの蛋白量かもしれない．しかし低 Alb はある．
   - 低 Alb は蛋白尿によるのではなく active inflammation 下での肝臓での合成障害か？ Hb の鉄利用障害は強くない．Plt は反応性増加するほどではない．やはり蛋白尿中喪失による．
2) 高比重尿のこれほどの蛋白尿は尿細管再吸収不全の低分子蛋白ばかりではあり得ない．尿細管上皮不認でもあり間質性腎炎はない．これは腎糸球体病変である．
   - 急峻に発症したネフローゼでリポ蛋白の合成が最盛期に達していなければ高脂血症不在もあり得るだろう．だが尿の泡立ちは蛋白尿を示唆するので高脂血症は十分間に合うはず．泡立ちが誘導問診ならこの推察は放棄．（話に信がおけないなら尚更．）
   - 最終排尿時刻と採尿時尿量を知りさえすれば一挙に理解は進んだのに，情報収集や記録の不備は残念．実排出量が多量なのに高脂血症が不在ならば急性発症である．もし急性発症ならば selectivity とあいまって minimal change disease が第一選択．
3) 高窒素血症が同時にある．このメカニズムを考える．
   - 血圧・脈拍・全血液量・濃縮度から腎前性高窒素血症をきたす有効腎血流量の減少はない．
   - 腎後性高窒素血症は顧慮不要．これは蛋白尿を来たした糸球体疾患による GFR 減少が azotemia をもたらしている．
4) この糸球体疾患は何か？ ⅰ) 赤血球尿不在の蛋白尿は確か．ⅱ) selectivity が高いことも確らしい．ⅲ) 発症様式は断言的ではない．ⅳ) azotemia はまちがいない．ⅰ)ⅱ) で急性発症なら minimal change disease である．ⅳ) で慢性発症ならⅰ)ⅱ) であっても，collapsing FGS も考慮する．
   - ともあれ今後の経過に注目する．

#5　胸水
A)　心不全ではない．浮腫・肺鬱血とともに #4 腎疾患の溢水である．

予想される展開は下記のとおりである．

```
#1   単純性肥満症
#2   粘膜乾燥症候群→シェーグレン症候群
#3   片側耳下腺腫脹症
#4   高度蛋白尿→ネフローゼ症候群→虚脱性巣状糸球体硬化症（collapsing FGS）
#5   胸水→（包含）#4
```

その後の経過

#1 口腔乾燥症 [X/5/12]
- シルマー試験：右 5 mm 以下　左 5 mm 以下.
- 蛍光色素試験：角膜へのフルオレセインの貯留あり.
- 口唇生検：拡張した導管周囲に 50 個以上のリンパ球浸潤あり.
- 血液検査：ANA 2560 倍（speckled 2560 倍），抗 ds-DNA 抗体 IgG/FEIA（−），抗 U1-RNP 抗体/FEIA（＋）定量値 228.2 U/mL，抗 SS-A/Ro 抗体/FEIA（＋）定量値≧240 U/mL，抗 SS-B/La 抗体/FEIA（−）

　　シェーグレン症候群と診断.

#2 ネフローゼ症候群 [X/5/12]
- 腎生検（5 月 13 日）光顕：26 個の糸球体中 1 個に全節性硬化像. 他の糸球体には著変なし. 間質へのわずかな炎症細胞浸潤. 尿細管萎縮, 血管壁の明らかな肥厚はなし. 蛍光免疫染色：IgG（−），IgA（−），IgM（−），C3（−），C1q（−）. 電顕：内皮細胞の腫大および足突起の消失. 微小変化型ネフローゼ症候群と診断.
- 脂質

5/11（入院時）TCho 195，TG 222，HDL 32，LDL 114
5/18 TCho 503，TG 575，HDL 61，LDL 326（ステロイド投与 5 日後）
5/20 TCho 565，TG 560，HDL 77，LDL 377
6/19（1 ヵ月後）TCho 235，TG 581，HDL 41，LDL 112
6/30 LDL 101　現在ローコール®（スタチン）・コレバイン®（吸着剤）

- 検尿

6/26 蛋白 4＋，赤血球 1 未/HPF，円柱なし，蛋白蓄尿 2.94 g/日
6/30 尿蛋白/Cr 比 5.32 g/gCr

- Alb

5/11（入院時）Alb 2.0 g/dL，5/22 最低値 0.9 g/dL，6/17（1 ヵ月後）Alb 2.5 g/dL
6/30 現在　Alb 2.9 g/dL

- 治療経過

5/12 より PSL 75 mg/日の内服開始. アルブミン製剤を適宜使用. 1 日 30 g 程度の尿蛋白持続. 5/22 血清アルブミン 0.9 g/dL. ステロイド抵抗性で 5/22 からシクロスポリン 100 mg/日を内服開始. mPSL 1000 mg/日 3 日間投与. 脂質除去のため二重濾過血漿交換（DFPP）と血液透析を適宜施行. 尿蛋白は徐々に減少, 6/3 には透析を離脱. 6/6 には尿蛋白は 5.6 g/日, 血清アルブミン上昇傾向. 尿量増加.
6/13 から PSL を 60 mg/日に減量. 6/19 一日蛋白尿 4.8 g/日. 6/26 2.94 g/日. 現在 PSL 45 mg/日まで減量.

#3 急性腎不全
塩分制限 6 g/日. フロセミド・hANP を投与, 尿量 500〜1000 mL/日. 胸部 XP で心横径は 12.6 cm（入院時 14.5 cm）に縮小, 血清 Cre は 5 月 20 日に 1.56 mg/dL. #2 のため 5 月 22 日から DFPP＋透析. フロセミド・hANP 中止. 5 月 25 日に血清 Cre 3.04 mg/dL, 尿量 500〜1000 mL/日で推移. 6 月 5 日以降は 1000 mL/日を超える尿量. 透析離脱後も血清 Cre は低下傾向, 6 月 12 日には 0.79 mg/dL.

御負け種々

記述接頭用語

　速度・頻度の"tachy/brady", 量の"poly/oligo", 過剰過少の"hyper/hypo". 無である"a". 対応する日本語もある. これらの範疇は「量」である. ところで, "dys"困難・不良は量ではなく範疇が異なる「質」である. 呼吸では 1 回の呼吸の質である.
　頻度である息切れ（症状）・頻呼吸（所見）と質である呼吸困難・呼吸苦は異なる. 走って息がハアハアと弾むのは頻呼吸の息切れで 1 回の吸気呼気はなめらかで困難はなく苦しくはない. 餅をのどに詰まらせて 1 回の吸気呼気が苦しいのが呼吸困難である. 範疇が違うものを識別せず呼吸苦と曖昧にしてはならない.

	速度・頻度		回数・量		量		無	質
	tachy-	brady-	poly-	oligo-	hyper-	hypo-	a-	dys-
呼吸	pnea 頻呼吸	pnea 徐呼吸			pnea 過呼吸	pnea (過少・低) 呼吸	pnea 無呼吸	pnea 呼吸困難
月経			menorrhea 頻発月経	menorrhea 稀発月経	menorrhea 過多月経	menorrhea 過少月経	menorrhea 無月経	menorrhea 月経困難
尿	urea 頻尿		uria 多尿	uria 乏尿			uria 無尿	uria 排尿困難
脈	cardia 頻脈	cardia 徐脈						
形成					plasia 過形成	plasia 低形成	plasia 無形成	plasia 異形成

いくつかの代表的な呼吸を記述してみよう

100 m 全力疾走：tachy-hyper-normo-pnea
Kussmaul 大呼吸：tachy-hyper-normo-pnea
気管支喘息：tachy-hyper-dys-pnea
ため息：oligo-hyper-normo-pnea
誤嚥窒息：tachy-hypo-dys-pnea
死戦期：oligo-hypo-normo-pnea
死亡：a-pnea

Case 14 69歳男性

CPC症例　基礎資料 P62 へ

担当医：内科学内科医
難易度：エベレスト

カンファレンス主導者

　簡潔に整理された資料の具体的な情報は患者の状態をよく伝える．実際あった症状病歴，系統的な診察所見と系統的な画像読影は事実記述に満ちて分析解釈を容易にする．一般用語に翻訳された（？）症状や一部だけの曖昧な所見は結論を導くのに支障する．
　入院までの患者の状態を俯瞰しよう．
　高血圧症で長年内服してきた老齢男性に非特異的な限局性の皮膚炎が躯幹に生じた．その後に非特異的反応性の足関節炎が生じたが，感染症として1ヵ月半にわたって各種の抗生物質が投与された．有効だったわけではなく自然に消褪した．
　これが治まる頃から，腹部の不快な違和感と下肢の浮腫が生じ，同時に発熱が始まった．好中球増加症/血小板増加症/貧血は漸増し，高γグロブリン/高CRP血症も伴って，何らかの"炎症機転"が進行増悪しつつある．肺には小さいが中に空洞と思しきものがある孤発性の結節が見つかった．腹腔には特に肝門部に明らかなリンパ腺の腫大を見る．肝臓も腫大してALPは漸増してついに軽度ながら高Bil血症も現れた．通常の細菌学的検査は陰性である．
　この老人はいったい何個の病気を持っているのだろうか？　それらはいつ始まったのか？　そして何か？　基礎資料入手の入院時点でプロブレムリストを作成し，その後の資料に基づいてプロブレムを展開させよう．

プロブレムリスト

```
#1   高血圧症
#2   孤発性肺結節
#3   肝門部腫瘤
#4   好中球増多症
#5   高 ALP 血症
```

この時点で5個の病気があると捉えて，それらが何であるかとそれらの関係を考察する．

プロブレムの記述と検討

#1　高血圧症
A)
- 40歳頃に指摘された．
- 高血圧症をもたらした原因領域と高血圧症がもたらした結果領域に分けて考える．
- 両親に高血圧症があり，さらには二次性疾患を疑わねばならない所見は皆無．本態性高血圧としてなんら矛盾しない．大動脈の粥状硬化症は年齢相応と言ってよく蛋白尿も他プロブレムのもとで小量にすぎず心電図の左室肥大所見もなくUCGでは左室壁も厚くない．よいコントロールを反映している．ARBのみ継続したい．

▶次ページへ続く

#2　孤発性肺結節
A)
1) 無症候性の結節（<3 cm）．境界明瞭で中央は小さく含気している．その含気の周囲は分厚い．これが空洞かは判然としない．肺の他部にはまったく病変が見られない孤発性結節である．
   - 肺門部にリンパ腺腫大はない．2 cm の結節が単純写真で見えないということは，石灰はもとより強い線維組織はないことを示していないか？ 好発部位のS6ではあるが結核肉芽腫ではないだろう．真菌（クリプトコッカス）でもないだろう．この小ささで中に含気していて扁平上皮癌や腺癌とは思えない．むろん過誤腫ではない．
2) 真っ先に原発肺腫瘍を考える．原発性肺胞上皮癌を鑑別の筆頭に挙げたい．BALの円柱上皮細胞に繊毛・核偏在・粘液はあるか？（→☺担当医：CPC後，再検鏡して，刷子縁明瞭・核偏在あり・細胞質粘液なしです．癌細胞ではありませんでした．）
3) 縦隔のあちこちにある複数のリンパ腺はこの結節病変とは別質の病変である．

#3　肝門部腫瘤
A)
1) 肝門部4 cm大の腫瘤．大動脈周囲と縦隔リンパ腺も同一病変．膿瘍ではない．この部位にだけこのサイズの肉芽腫は想到できない．放線菌症のような非特異的炎症腫瘤も真っ先に考えることではない．
2) 腫瘍である．転移癌？ この近辺の膵癌か胃癌？ GIFでもCTでも支持する所見は見られない．#1を原発癌とした転移肺癌が後腹膜だけにこのサイズのリンパ腺転移巣を形成するまで一切血行転移しないということは考えられない．
   - 後腹膜原発腫瘍だろう．soft tissue sarcoma？ 血行転移なくして大動脈周囲や遠隔部の縦隔にリンパ腺転移のみということはありそうにない．USで内部構造はどのように見えるのか？ heterogeneous？ homogeneous-hypoechoic？ 後者と推測する．
3) これは悪性リンパ腫である．その組織学―ホジキンか非ホジキンか，が問題．#4を伴うこと，増悪進行しつつもなお局所にとどまる傾向があることを考えると，ホジキンリンパ腫がいちばん考えられよう．
   - プロブレム名（病名）を"肝門部"としたのは，#5とかかわることを臨床事態として注目すべきとするからである．

#4　好中球増多症
A)
1) 前からすでに兆しがあり，#3と同調して亜急性に増数する好中球．このままゆくと白血病域増数に達するのは時間の問題．
   - Hbは漸減，血小板は50万台へ，γGlは増量，sIL2Rも1ヵ月前に3000台に，一切が盛んな炎症反応の進行を示している．その割にはCRPは軽度．好中球自体に中毒性顆粒という細胞質の左方移動はあっても核の左方移動はない．
2) 炎症とはいっても合目的反応事態とは認めがたい．しかし今一度感染症・血液疾患を反芻してみるが，やはりparaneoplastic disease（cytokine-induced）であろう．

#5　高 ALP 血症
A) 胆道系病変である．およそ1ヵ月前に始まり肝腫大を伴って進行増悪してBil高値になってきた．黄疸の発症も目前である．病変の部位をintrahepaticとextrahepaticに分けて考える．前者は，canaliculiのbiochemical lesionか，門脈域のmechanical lesion．
1) canaliculiのbiochemical lesionを惹起する毒性の外因性物質としてあえて薬剤を考えるところではない．内因性として#3の産生物質？ つまりはcytokine-induced paraneoplastic cholestasisか？ 肝臓組織学が得られていない時点ではその可能性もあると考えられる．
2) 門脈域のmechanical lesionとして#3が散在しているのか？ 肝臓は腫大しているが脾腫はない．リンパ腫がALPを押し上げるほど肝臓門脈域に多数散在するのにRE systemの脾臓にはないということがあるだろうか？

▶次ページへ続く

3）大胆管病変として肝門部腫瘤による胆道の狭窄（この人ではまだ完全閉塞ではない）なら肝組織学とも矛盾がない．
4）生検肝組織は胆管狭窄部上流の変化を示している（1．線維組織・好中球リンパ球浸潤・浮腫を伴う門脈域の拡大，2．著明な細胆管～門脈域胆管の過形成と好中球の上皮浸潤，3．軽度の小葉中央胆汁鬱滞）．これは #3 腫瘍によってもたらされた大胆管狭窄病変である．cytokine-induced biochemical disease はこの時点で否定される．

入院後の現時点で次のように考える．
#1　高血圧症
#2　孤発性肺結節→原発性肺胞上皮癌
　・肺胞上皮癌はあえて結論した．偶発発見．できれば BFS．少なくとも CT および喀痰細胞診で追跡．
#3　肝門部腫瘤→ホジキンリンパ腫
　・病巣は肝門部・腹部大動脈周囲と（縦隔）にある．脾臓・骨髄には現時点で肉眼的病巣はない．
　・確定診断は開腹腫瘤生検の他はない．
#4　好中球増多症（#3）
　・リンパ腫は cytokine（主として GCSF）を産生して漸増する著しい好中球増多症をもたらした．
#5　高 ALP 血症→胆管狭窄症（#3）
　・肝門部腫瘤は partial bile duct obstruction の因となって，これは最近ついに高ビリルビン血症に進んだ．
　・#4 好中球増多をもたらした cytokine が非特異的に肝臓異常を招いているかを考えると，肝臓組織に見られる著明な ductular-ductal proliferation は胆道閉塞所見であって，GCSF で知られている canaliculi cholestasis の所見ではない．多少の関与はあるとしても決して主因ではない．

その後

1/13 PET-CT：肝臓には塊状に FDG 集積・他肝門部・大動脈周囲 LN に集積・縦隔リンパ節にも軽度集積・肺結節はごく淡い集積．黄疸進行．開腹生検前処置として mPSL パルス開始．

1/26 開腹リンパ節生検．肝臓表面に白色微小結節多数散在（内側区の一部を肝生検採取）・肝十二指腸間膜背側ガチガチに硬化（kocherization 難渋）．

組織診断
リンパ腺：ホジキン病─結節硬化型．肝臓：細胞浸潤を伴った幅広く掌状にまたは索状に広がる線維組織・その中には肝細胞の再生結節・生検組織に見られたのと同じ細胆管門脈域胆管過形成と好中球の浸潤・線維組織の強い増生・大きな異様な核構造を示す CD30 陽性細胞がごくまれに散在・肝小葉の変化は生検組織と変わらない．

2/3 から ABVD を 6 コース行い，8 月末に退院．退院直前の CT では腫大リンパ節なし・肝臓脾臓は萎縮．AST/ALT/ALP/γGT/ALP は normal・Alb 2.5．3/2 の PETCT では，当初見られた肝臓・腹腔 LN・縦隔 LN への集積はすでに消失．
肺結節はサイズ不変，内部空気は不明瞭．9 月末の外来で好中球/ALP/LDH/CRP 漸増．PETCT：胸骨・右肋骨 1 本に FDG 集積，肝臓にも 2 cm ぐらいの円形集積 2 個，新たなリンパ節腫脹なし．
再燃かを知るために肝針生検：portal area は拡大して fibrosis とリンパ球浸潤あり．trap された肝細胞集塊が見られる．ductular/duct cell 増生は全くない．好中球浸潤はない．小葉用肝細胞索は乱れる．Hodgkin cell は標本には不認．

索 引

[和 文]

[い]
息切れ ································ 111
異型リンパ球 ························ 54
意識障害 ······························ 51
異様リンパ球 ························ 54

[う]
右心不全 ······························ 31
鬱血肝 ·································· 33
運動誘発性横紋筋融解症 ········ 100

[お]
横隔膜の高さ ···················· 11, 14
横紋筋融解症 ························ 93
悪寒戦慄 ························ 37, 104

[か]
科学実験 ································ 2
過去の資料 ···························· 2
過多月経 ······························ 16
看護記録 ······························ 25
観察者 ·································· 16
桿状核球 ······························ 81
管理責任 ······························ 44

[き]
起坐呼吸 ······························ 31
基礎資料 ······························· 2
急性発熱 ······························ 85
虚血性心疾患 ························ 43
キーワードリスト ··················· 3

[け]
形式 ······································ 3
頸静脈 ·································· 32
血球貪食症候群 ················ 85, 86
血算 ···································· 47
結節 ······························ 53, 113
血沈 ···································· 12
検査日付 ······························ 17
現病歴 ···························· 13, 73

[こ]
高カルシウム血症 ··············· 106
硬度5段階基準 ····················· 17
呼吸苦 ································ 111
呼吸困難 ···························· 111
呼吸数 ································· 27
呼吸不全 ······························ 81
骨髄所見 ······························ 75
骨髄低形成 ···························· 86
コピーペースト ················· 7, 78
混合痛 ································ 104

[さ]
採血条件 ······························ 23
撮影条件 ························ 19, 27

[し]
自己血糖測定 ························ 36
痔出血 ·································· 16
視診 ···································· 96
膝蓋骨跳動 ···························· 26
疾患名 ··································· 3
主治医 ··································· 2
小球性貧血 ···························· 12
上大静脈圧 ···························· 32
小腸上皮化成 ························ 75
触診 ···································· 96
神経痛 ································ 104
腎後性高窒素血症 ·················· 81
心雑音 ································· 60
浸潤影 ················ 14, 21, 25, 40
腎前性高窒素血症 ·················· 81
心尖拍動 ······························ 45
身体所見 ································ 2
診断作業 ································ 4
腎不全 ································· 81

[す・せ]
スライディングスケール ······ 106
生理 ···································· 42
生理機能的状態 ················ 89, 90
赤血球の品質 ··················· 17, 76
疝痛 ·································· 104

譫妄 ···································· 51
戦慄 ···································· 37

[た]
打腱器 ·································· 18
打診 ···································· 96
弾性硬 ····························· 17, 54
弾性軟 ····························· 17, 54
蛋白分画 ······························ 61

[ち・つ]
中毒性顆粒 ···························· 81
聴診 ···································· 96
腸蠕動音 ····················· 14, 26, 39
ツルゴール ···························· 39

[て・と]
鉄剤内服 ······························ 16
デーレ封入体 ························ 81
転移癌 ································ 106
動静脈シャント ····················· 50

[な・の]
内臓痛 ································ 104
濃色尿 ·························· 34, 92

[は]
肺肝境界 ············ 18, 29, 35, 55, 89
破砕赤血球 ···························· 57
反応性胸膜炎 ························ 79

[ひ]
病気 ······································ 3
病理形態的疾患 ················ 89, 90
病歴 ······································ 2
頻呼吸 ································ 111

[ふ]
腹痛の種類 ·························· 104
ふらつき ······························ 16
プロブレム ···························· 3
　——区分け ··························· 6
　——ごとの記述 ······················ 6

索引　117

プロブレムリスト ･････････ 2, 3

[へ・ほ]
壁細胞 ････････････････････ 75
辺縁プール ･･････････････ 81
変形赤血球 ･･････････････ 40
扁平上皮細胞 ･･････････ 59
膀胱炎症状 ･･････････････ 48

[ま]
膜の痛み ･････････････ 48, 104
マニュアル診療 ･･･････････ 8
慢性肝炎 ････････････････ 71

[み・む・も]
脈拍 ････････････････････ 39
脈拍数 ･･････････････････ 26
無効造血 ････････････････ 19
問診 ･･････････････ 7, 37, 95

[り]
臨床医 ･･････････････････ 2
臨床行為 ････････････････ 2
リンパ腫 ･･････････････ 106

[る・れ]
ルーチン ･･･････ 8, 19, 29
ルーチン検査 ･････････ 30
　──所見 ･･･････････････ 2
レイノー現象 ･･･････ 108

[欧文]

[A]
Adie 瞳孔 ････････････････ 60
adult-onset BA ･･････････ 69
aggressive lymphoma ････ 106
angioimmunoblastic T cell lymphoma 106
AR 聴診 ･････････････････ 89
AV シャント ･･････････ 102

[B・C]
bruit ････････････････････ 49
calcified AS ･････････････ 95
capillary refilling time ････ 22
consolidation ･･･････････ 61
COPD ･･････････････････ 69

[D]
Döhle 封入体 ･････････････ 81
dry tap ･････････････････ 57
dystrophic calcification ･･ 107

[E・F]
enteric fever ････････････ 87
focal sign ･･････････････ 25, 27

[H・K]
hyperdynamic heart failure ･･ 103
hyperviscosity syndrome ････ 106
K4-5 ･･･････････････････ 55

Kx 軸-y 軸 ･･････････････ 55

[L・M]
Levine 分類 ･････････････ 39
mass ･･･････････････････ 53
metastatic calcification ･･ 107
microangiopathic hemolysis ･･ 106
myoglobinuria ･･････････ 92
myopathy ･･･････････････ 98

[N・P]
nephritic urine ････････････ 54
neuropathy ･･･････････････ 98
paraneoplastic disease ････ 114
periungual telangiectasia ･･ 60
POMR ･･････････････････ 3
POS ････････････････････ 3

[R]
reticulocyte index ･･････････ 18
rhabdomyolysis ･････････ 92
Rivelo-Carvallo ･････････ 89

[S・V]
selectivity ･････････････ 61, 108
shift cell ･････････････････ 18
sicca syndrome ･････････ 59
starvation ketosis ･･････ 23, 80
venous hum ･･･････････ 49

著者略歴

栗本　秀彦　（くりもと　ひでひこ）

1961年 名古屋大学医学部卒.
蒲郡市民病院・名古屋大学・Univ. of Cincinnati Medical Center, Cincinnati, Ohio, USA・Henry Ford Hospital, Detroit, Michigan, USA・名古屋大学などを経て県立岐阜病院総合内科で定年退職.
以後複数施設で内科学教育カンファレンスを主導.
著書：正しい診療への合理的アプローチ―総合プロブレム方式のすすめ（文光堂）
　　　総合プロブレム方式―新時代の臨床医のための合理的診療形式（プリメド社）

©2014　　　　　　　　　　　　　　第1版発行　2014年2月28日

カンペキ・カンファ
実患者の正確な情報と綿密な分析こそ
症例検討の心髄！

（定価はカバーに表示してあります）

著　者	栗本　秀彦
発行者	林　　峰子
発行所	株式会社 新興医学出版社

検印省略

〒113-0033　東京都文京区本郷6丁目26番8号
電話　03(3816)2853　　FAX　03(3816)2895

印刷　三報社印刷株式会社　ISBN978-4-88002-744-9　　郵便振替　00120-8-191625

・本書の複製権・翻訳権・上映権・譲渡権・公衆送信権（送信可能化権を含む）は株式会社新興医学出版社が保有します.
・本書を無断で複製する行為（コピー，スキャン，デジタルデータ化など）は，著作権法上での限られた例外（「私的使用のための複製」など）を除き禁じられています．研究活動，診療を含み業務上使用する目的で上記の行為を行うことは大学，病院，企業などにおける内部的な利用であっても，私的使用には該当せず，違法です．また，私的使用のためであっても，代行業者等の第三者に依頼して上記の行為を行うことは違法となります．
・JCOPY　〈（社）出版者著作権管理機構　委託出版物〉
本書の無断複写は著作権法上での例外を除き禁じられています．複写される場合は，そのつど事前に，（社）出版者著作権管理機構（電話 03-3513-6969，FAX 03-3513-6979，e-mail：info@jcopy.or.jp）の許諾を得てください．

西洋医のためのモダン・カンポウ 大ヒット シリーズのご案内

本当に明日から使える漢方薬
7時間速習入門コース

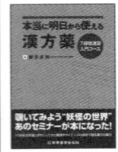

著 新見正則
（帝京大学医学部外科准教授）

B5判 162ページ
定価（本体4,000円＋税）
（生薬・処方のカラー解説付）
ISBN 978-4-88002-706-7

「わかりやすくて実践的」「最先端医療でもどうにもならない患者さんに効果があった」と全国の医師に大人気のセミナーを書籍化。本書でモダン・カンポウの一通りを学べます。

本当に明日から使える漢方薬③
簡単 モダン・カンポウ
効率的に勉強する、画期的かつまったく新しい漢方勉強メソッド

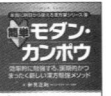

著 新見正則
（帝京大学医学部外科准教授）

A5判 139ページ
定価（本体2,700円＋税）
ISBN 978-4-88002-824-8

西洋医のためのモダン・カンポウ！トラディショナル漢方とはまったく違う考え方がベースになっています。初めての先生にまずは本書をおススメします！

本当に今日からわかる漢方薬シリーズ①
鉄則 モダン・カンポウ
モダン・カンポウのよりよい使い方の知恵を鉄則としてまとめました

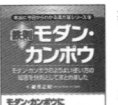

著 新見正則
（帝京大学医学部外科准教授）

A5判 183ページ
定価（本体3,000円＋税）
ISBN 978-4-88002-837-8

モダン・カンポウにトラディショナル漢方の知恵を！ あのフローチャートでリラックスしてカンポウを処方し、カンポウの魅力に気づいた先生方へのステップアップ第一弾！

本当に明日から使える漢方薬シリーズ②
フローチャート漢方薬治療

著 新見正則（帝京大学医学部外科准教授）

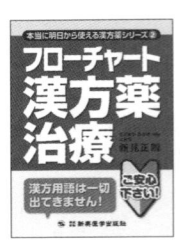

A6判 216ページ
定価（本体1,900円＋税）
ISBN 978-4-88002-823-1

こんな本が欲しかった！
漢方理論も用語も一切なし！実臨床で即に役立つ！読者の先生方から大好評書籍です。アプリには掲載されていない処方のヒントが満載です。

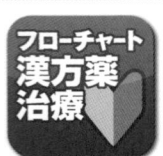

あの,「フローチャート漢方薬治療」が**iPhoneアプリになった!!**

● iPhoneアプリ 定価（本体2,800円＋税）

超ビギナー向けフローチャートで症状から処方を選ぶ大胆な発想で大人気の書籍が待望のアプリになって新登場。ますます使えるようになりました。現代西洋医学では対応できない患者さんのいろいろな悩みを健康保険適用の漢方エキス剤で次々解決してください。App Storeにて絶賛発売中。

主な機能 ●症状で探す／●漢方薬あいうえお順*／●漢方薬番号順*／●漢方薬の構成生薬解説（保険適用病名付・写真付）*／●生薬解説（写真付）／●生薬含有量順漢方薬一覧*／●生薬の有無による検索機能付* 　　*アプリ版追加機能です。

本当に今日からわかる漢方薬シリーズ②
症例 モダン・カンポウ
ウロウロしながら処方して腑に落ちました

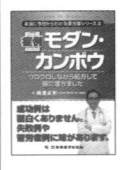

著 新見正則
（帝京大学医学部外科准教授）

A5判 222ページ
定価（本体3,800円＋税）
ISBN 978-4-88002-838-5

成功例は面白くありません！失敗例や苦労症例に味があります。著者らしくおおらかにダメだった例もバンバンと200ケース大公開！ 役に立ちます。

本当に今日からわかる漢方薬シリーズ③
飛訳 モダン・カンポウ
拾い読み蕉窓雑話

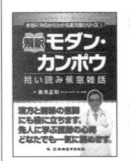

著 新見正則
（帝京大学医学部外科准教授）

A5判 192ページ
定価（本体3,500円＋税）
ISBN 978-4-88002-845-3

江戸の名医、和田東郭「蕉窓雑話」から学ぼう！ 先人に学ぶ医師の心得、どなたでも一気に読めます。驚くべき実践臨床の知恵と今も使えるハウツーをスラッとサラッと飛ばし読み！

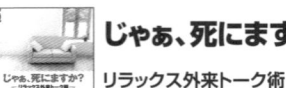

じゃぁ、死にますか？
リラックス外来トーク術

A5判変形 170ページ 定価（本体1,800円＋税）
寺本民生先生ご推薦！

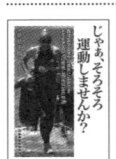

じゃぁ、そろそろ運動しませんか？
西洋医学と漢方の限界に気がつき、トライアスロンに挑戦した外科医の物語

A5判変形 182ページ 定価（本体1,400円＋税）
運動ギライな先生におススメします！

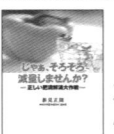

じゃぁ、そろそろ減量しませんか？
正しい肥満解消大作戦

A5変型判 145ページ 定価（本体1,700円＋税）
ちょいワル皮下脂肪、超ワル内臓脂肪！

株式会社 **新興医学出版社**　〒113-0033　東京都文京区本郷6-26-8
TEL. 03-3816-2853　FAX. 03-3816-2895
http://www.shinkoh-igaku.jp
e-mail: info@shinkoh-igaku.jp